お口・歯の あいうえお

編・著 山本宏治　著 中川 豪晴／作 誠太郎／中塚 稔之
髙田 良彦／山本 範子

JN076679

糖尿病	歯周病	肺炎	入れ歯
かぶせ物	高齢化	むし歯	心疾患
スポーツ外傷	かみ合わせ	あごの病気	インプラント
バイオフィルム	舌がん	歯並び	肩こり

患者さんの
ための
図書

永末書店

● 編著者

山本宏治 （やまもと こうじ）

京町山本歯科
岐阜県岐阜市京町 3-12
www.yamamoto-dc1010.com

1952年　大阪府堺市 生まれ
1978年　岐阜歯科大学 卒業
　同年　大阪歯科大学にて根管内細菌の研究
1992年　スウェーデン・ウメオ大学に留学
1995年　朝日大学歯学部 教授。指導医（歯科保存治療医）
　　　　プラークと歯科材料との関係についての研究
2009年　朝日大学 退職
2010年　京町山本歯科 開院
　同年　株式会社 山本無線 取締役

● 著者

中川豪晴 （なかがわ たけはる）

医療法人社団 中川歯科医院
兵庫県姫路市大津区天満 192-6
http://www.nakagawa8841.or.jp

1964年　兵庫県姫路市 生まれ
1989年　朝日大学歯学部 卒業
1992年　中川歯科医院 開院
1999年　朝日大学歯学部総合歯科学講座 非常勤講師
2006年　博士（歯学）
　同年　姫路歯科衛生士専門学校 講師
2013年　朝日大学歯学部口腔機能修復学講座 非常勤講師

作 誠太郎 （さく せいたろう）

さくデンタルクリニック
愛知県一宮市東五城字大平裏 23-1
http://www.saku-dental.com

1971年　高知県高知市 生まれ
1996年　朝日大学歯学部 卒業
2000年　朝日大学大学院歯学研究科 卒業
2001年　朝日大学歯学部 助手
　同年　認定医（日本歯科保存学会）
2010年　朝日大学 退職
2011年　さくデンタルクリニック 開院

中塚稔之 （なかつか としゆき）

株式会社 松風
京都府京都市東山区福稲上高松町 11
http://www.shofu.co.jp

1962年　大阪府茨木市 生まれ
1985年　関西大学工学部応用化学科 卒業
1987年　関西大学大学院工学研究科 博士課程前期課程 修了
1987年　株式会社 松風 入社
2003年　株式会社 松風 研究開発部 主任研究員
2009年　株式会社 松風 研究開発部 室長
2013年　株式会社 松風 研究開発部長
2018年　株式会社 松風 マーケティング部長
2019年　株式会社 松風 執行役員 マーケティング部長

髙田良彦 （たかだ よしひこ）

医療法人髙佳会 ぎふデンタルフォレスト
岐阜県岐阜市伊奈波通 3-12-5
http://mc-koukeikai.jp

1957年　岐阜県岐阜市 生まれ
1982年　愛知学院大学歯学部 卒業
1987年　髙田ファミリーデンタル 開院
1993年　博士（医学）取得
1996年　医療法人髙佳会 設立 理事長
　　　　（現 医療法人髙佳会 ぎふデンタルフォレスト）
1997年　金沢医科大学医学部 非常勤講師
2001年　社会福祉法人髙佳会 設立 理事長

山本範子 （やまもと のりこ）

山本歯科
大阪府大阪市西成区天下茶屋 3-9-19

1955年　大阪府堺市 生まれ
1982年　大阪歯科大学 卒業
1985年　山本歯科 開院
1993年　大阪歯科大学細菌学教室 専攻生
1998年　大阪歯科大学 博士（歯学）取得

お口・歯のあいうえお

はじめに

　歯科では、「健口」と言う言葉が使われるようになりました。少し前は 8020 運動がキーワードとされ、歯を残すことが注視されてきました。歯の残存はもちろんのこと、お口全体の「健口」が体の健康に重要な役割を果たします。

　このことから、今はお口全体に着目し、全身の健康管理を視野に置いた総合的なお口・歯の歯科医学治療が重要です。よって、患者さんはお口・歯と全身にかかわる事実を理解することが大切です。

　今回の著書は、これまで発刊した「お口のリフォーム」、「お口のかべ新聞」を改訂したものです。その内容には、お口・歯の病気が全身に影響を与えることを幅広く「あ・い・う・え・お」の順で述べています。

　これまでの研究から、お口の細菌が誤嚥性肺炎を引き起こすこと、歯周病と糖尿病および心疾患との関連、かみ合わせと肩こりとの関係など、お口・歯の病気が全身に影響を及ぼすことは周知の事実です。

　患者さんにとって、本書が「健口」と「健康」の重要性をご理解していただくための一助と成り得るものと考えております。

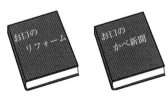

あ

●朝・昼・晩に歯ミガキを!!

　歯は臓器の一つです。歯を失う原因は歯周病です。歯の周りの歯垢（プラーク）を取り除くことが大切です。

　プラークは8時間で歯の表面およびその周囲に作られます。そのため、食後の歯ミガキがむし歯および歯周病の予防に不可欠です。

　年に3、4回は歯医者に行こう!!

　なぜならば、歯ブラシと歯間ブラシで処理したとしても、取れるプラークは85%です。狙いは歯と歯肉の間に生じるみぞ（ポケット）です。

　欧米諸国では、「フロス　オア　ダイ」と言われ、「歯を磨かないと死にます。」との意味です。プラークが全身に影響を及ぼすためです。

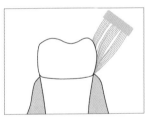
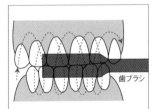
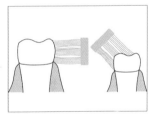
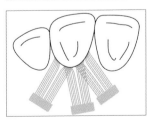
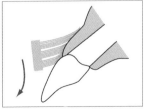
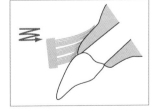

●朝ごはんにパンとハチミツはいいですよ‼

・トーストの焼き方：パンの上（凹部）を手前に置いてトースターで焼くとうまく仕上がります。水分の関係です。

・パンの保存の仕方：パンの袋の中にレタスを入れて冷凍保存すると、乾燥を防ぐことができます。

・ゆで卵について：卵の底を割れないようにスプーンでヒビを入れます。CO_2 が放出し、ゆでた後、殻むきがきれいにできます。

・ハチミツについて：ハチミツのカロリーは砂糖より低く、栄養素は 190 種類と言われています。中でも、マヌカハニーの抗菌性は他のハチミツの 8 倍と言われ、ウイルス、細菌の膜を破壊します。また、このハチミツが持つメチルグリオキサールという酵素がインフルエンザウイルスに抗菌性を有すると言われています。

●アレルギー、特に金属アレルギーについて

　金属アレルギーは、金属自体が原因ではなく、金属と汗などが反応して発症します。すなわち、金属成分がイオン化して体内のタンパク質と結合し、アレルギー源となり、かゆみ、赤み、湿疹、小胞などの症状を引き起こします。汗などに溶けやすく、アレルギーを起こしやすい金属として、ニッケル、コバルト、水銀、クロムなどがあり、中でもニッケルは加工しやすいため、アクセサリー、腕時計、下着の金具などに使用されています。

◆怖いアナフィラキシー（急性アレルギー反応）について

　対応が遅れると命にかかわるアナフィラキシーは、アレルギーの中でも短時間で全身に現れる激しい急性アレルギー反応です。

　日本では、アナフィラキシーで年間50～70人前後が死亡しています。これは、誘因となる物質が異なり、発症は個人により差が認められ、予期できず繰り返すことが問題です。

　アナフィラキシーになると、皮膚症状や粘膜症状、呼吸器症状や意識障害など2つ以上の重い症状が急激に進行します。

　アナフィラキシーの誘因としては、ハチ毒（昆虫）、食物、医薬品、手術関連、ラテックスなど。食物では、主に牛乳、卵、小麦があります。

あ い う え お か き く け こ

発症の対応としては、アドレナリン注射が有効であり、発症の経験のある人は、自己注射薬のエピペンを所持している人が多くいます。ほとんどが病院外で発症することから、初期対応が重要です。

◆卵アレルギーについては、卵を食べて予防を‼

　離乳食をはじめるころの生後半年から、乳児にごく少量のゆで卵の粉末を食べさせたところ、1歳になった時に卵アレルギーを発症する子供が8割減ったとする報告が最近発表されました。今後の研究が期待されます。

●あごの病気（かみ合わせの病気）

　あごの病気が頸椎の変形（ストレートネック）を引き起こすことがあります。中でも肩こりがひどく、慢性的な場合は頸椎の異常をチェックする必要があります。人の脊椎は頸椎7個、胸椎12個、腰椎5個の24個の骨と仙骨、尾骨があります。頭を支える頸椎は7個で緩やかにカーブしており、そのカーブは頭蓋骨に対して、歩行などで生じる振動を軽減する働きを有します。

　残念ながら、あごの病気を治すことによって、頸椎の変形を完全に治すことはできませんが、悪化を防止することは可能です。受診を‼

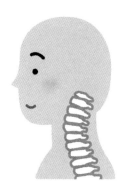

あいうえおかきくけこ

●あごの病気こと顎関節症とはどのようなものですか？

　顎関節は耳の前に存在し、関節をつくっている骨、筋肉、靭帯などから構成されています。中でも、かむ時に重要な役割を果たしているのが関節円板（◀印のところ）です。

　この関節円板は舌状の組織であり、骨と骨との間の座布団のようなもので、クッションの働きを行っています。関節円板の働きなどに異常を認めると、種々の症状を呈し、顎関節症が生じます。

　一般的に、お口を開ける時に違和感を認め、開かなくなったり、かむ時に関節や筋肉に痛みを自覚し、その症状が消失しない時に顎関節症が生じます。症状はさまざまで、原因も人によってさまざまです。筋肉の痛みやこり、あごの周り、こめかみ、首筋および肩などに症状が認められます。

　また、時として頭痛、耳鳴り、手足のしびれ、めまいなど全身に影響を及ぼすことがあります。

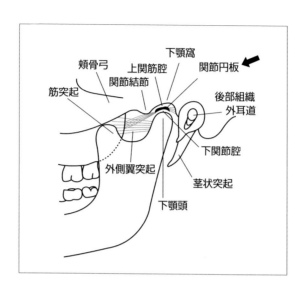

図中のラベル：
下顎窩　関節円板　頬骨弓　上関筋腔　関節結節　筋突起　後部組織　外耳道　外側翼突起　下関節腔　茎状突起　下顎頭

◆女性はあごの病気になりやすい

　人のあごの動きは複雑なものです。

　お口を開閉するあごの関節（顎関節）は周囲の筋肉に支えられて、前、後、回転と見事なまでの複雑な動きをします。その精妙な動きは、小さな負担が重なるだけで障害が生じます。これが「顎関節症」です。

　顎関節症の原因の一つに、歯並びの悪さとかむ力の弱さがあげられます。どちらも現代の女性に多く、小さなあごの持ち主にみられるのが特徴です。

　その症状はあごが痛い、あごが鳴る、お口が開かないなどです。

　早めの治療を‼

あごの病気こと、<ruby>顎関節症<rt>がくかんせつしょう</rt></ruby>とはどのようなものですか？

◆あごの病気の治療　≫あごの関節が痛い時

　下あごを動かす時、痛みを感じたり、スムーズに動かなくなったりする状態が「顎関節症」です。上あごと下あごのクッションが外れたり、関節内部で炎症が生じた時に痛みを覚えます。

　通常、食事中を除き、上下の歯がかみ合う時間は1日に20分程度と言われています。

　治療に関しては、痛みが生じる時期を調べます。朝に痛みが強ければ睡眠時に、日中などは仕事時に無意識に歯をくいしばる傾向が強いと考えられます。

　このことから、なるべくあごに負担をかけないことが大切です。

　マウスガードはあごの負担を減らす可能性がありますが、その効果に差が認められます。

　日常において、あまり硬い食べ物は避けるべきです。

　また、睡眠中は<ruby>仰向<rt>あおむ</rt></ruby>けなら、首と背骨の角度が5度程度がよいとされています。

　いずれにせよ、あごの関節部に痛みを覚えたならば、早めに歯科医院を訪れることを勧めます。

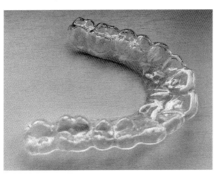

マウスガード

あ
い
う
え
お
か
き
く
け
こ

●医療費について

　2018年の医療費は43兆円を超え、増加傾向にあります。2025年には60兆円になると言われています。ちなみに、1970年代の医療費は2～10兆円程度でした。歯科の医療費は、2018年度では約3兆円で、全体の約7％です。私の岐阜県では、保険内での歯科医療費は全国1位で、1カ月の1医院あたり保険内医療費は300万円強、2位は滋賀県です。最も少ないのは東京です。これは、歯科医院の数によるものと考えられます。

●医療費控除　≫知って得する

　医療費控除には2種類があり、通常の医療費とセルフメディケーション（P111参照）です。ただし、両制度の併用はできません。
　通常の医療費控除は1年の自己負担金の合計が10万円を超えると、超えた額を最高200万円まで所得から控除できます。また、通院中の交通費も控除されます。

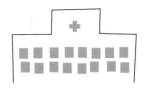

●医師、歯科医師、薬剤師の数

　2018年末の医師の総数は32万7,210人で過去最多を更新（増加率は2.4%）した理由は、これまでの医師不足によるものです。その中で診療科別の割合は、内科が19.4%（6万403人）、外科が4.4%（1万3,751人）、整形外科が7%（2万1,883人）、小児科が5.6%（1万7,321人）、産婦人科が1万778人でした。一方、歯科医師の数の増加率は低くて0.4%、10万4,908人であり、今後、歯科医師の高齢化のため，数は減少傾向にあります。女性の歯科医師は増加傾向にあります。また、現在の薬剤師の数は31万1,289人で、増加率は3.3%です。

●入れ歯について　・入れ歯の治療はP66を参照

　将棋九段の加藤一二三さんは、テレビ番組で、入れ歯を使うと、頭の働きが悪くなると述べています。一方、歯科関係者は、かむことが脳を活性化し、認知症の発症に重要な役割を果たしていると述べています。個人差があるようですね!!

◆入れ歯安定剤を使用することはいいのですか？

　入れ歯の不適合から、入れ歯と歯ぐきとの間にすき間が生じることによって入れ歯が外れやすくなり、また、そのすき間に食片が入り込むことが要因となり、安定剤を使用します。
　基本的には、入れ歯安定剤の使用は避けるべきです。
　歯の欠損に伴い、お口の中の環境が変化します。入れ歯の方に対しては、お口の中に悪玉菌（カンジダ菌など）が多く生息している

あ
い
う
え
お
か
き
く
け
こ

傾向にあります。入れ歯の安定剤はそれらの細菌が付着する傾向にあり、よりよいお口の環境をつくることは難しいのです。入れ歯に付着したプラーク内の細菌が肺炎などを引き起こす可能性があります。

このことから、入れ歯の不適合を認めた時には歯科医院を訪れ、入れ歯の調整を行うことが、全身の健康に重要です。そして全身への影響を考え、入れ歯を清潔にすることが大切です。

◆入れ歯のかむ力について

入れ歯は、お口の中で安定し、きちんと「かめ」ているかどうかを定期的にチェックし調整することが大切です。

最近の研究で、衛生管理が楽なグミゼリーに着目し、「かむ」と溶け出すゼリー中の糖（グルコース）の量を測定器で調べ、正常かどうかを判断することがでるようになりました。

この方法は患者さんの主観に左右されないことから、客観的に評価することができます。

この検査は現在、各歯科系の大学などで行うことができます。

◆入れ歯の患者が増加しています

2010年の調査で、入れ歯を使用している人の数は約2,820万人です。つまり、日本人の4人に1人が入れ歯を使用している可能性があります。

入れ歯を長年使用していると、歯ぐき、顎骨（がっこつ）が変化・減少し、入れ歯が合わなくなります。痛みやかみ合わせの不具合から、肩こり、腰痛、消化器疾患（しょうかきしっかん）などを引き起こします。

入れ歯においても定期検診が必要です。

◆高齢者における歯の喪失の実態

　高齢になると残っている歯は少なくなり、2016年の調査（厚生労働省）で後期高齢者の平均値は15本弱で、2人に1人が総入れ歯、こと全部的入れ歯を使用しています。

　高齢で歯の喪失が進むにつれて、ブリッジ→部分入れ歯→総入れ歯と、より大きな入れ歯を使用する割合が高くなります。

　一方、60歳前後の人たちについては、1975年では歯の数は14本でしたが、2016年では約24本であり、残存する歯の本数は増加の傾向にあります。

◆歯を失うと記憶力が低下します

　北欧の大学の研究で、歯の数と記憶力との間に関係があるとの報告がされています。55〜88歳の273人を対象に記憶力テストを実施したところ、歯の数が多いほど記憶力が高いとの結果を得ました。その要因として、「かむ力」が大きいと脳への血流量が増え、脳の広範囲の部位の活動が活発になるためと考えられています。

　また国内の研究で、奥歯のないマウスは記憶力の低下を伴い、アルツハイマー病が悪化傾向にあったとの結果を得ています。

　歯を長く健康に保つことが、記憶力を維持することにつながるものと考えられます。

あ

い

う

え

お

か

き

く

け

こ

●インプラント治療　≫
この治療は自費診療です。術後に注意を払うこと

　人工歯根（材料はチタン合金など）がしっかりと骨と結合し、歯の根の部分の役目を果たします。かぶせ物はネジによって連結されています。

　この治療は新しい方法ではありません。日本で患者のためによく使われるようになったのは約二十数年前からです。

　インプラント治療の応用範囲は広く、入れ歯の治療にも利用されます。

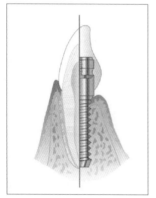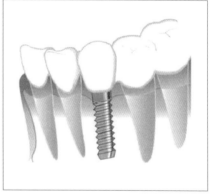

　全部的入れ歯においては2〜4本のインプラントを埋入し、それにバーを取り付け、その上に入れ歯を入れます。これだけでも普通の入れ歯よりかなりかみやすくなり、入れ歯の脱離はほとんどありません。

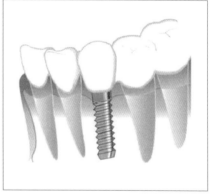

◆歯の移植とは

　むし歯が著しく進行したり、歯が破折したなどの理由から抜歯を行う際、抜歯した部分に他の歯を移植する治療法です（ただし、他人から抜去した歯を移植することはできません）。

　治療の手順は、抜歯と同時に親知らずやあごの骨の中に埋まったまま生えてこなかった歯（埋伏歯と言います）を抜去し移植します。

　ただし、この治療法を行うためには、

①移植する部分に、歯を支えるのに十分なあごの骨が存在していること

②著しいむし歯や炎症を起こしていない、状態のよい親知らずや埋伏歯が存在していること

などがあげられます。

●院内感染について

　1976年、アメリカの在郷軍人集会において、肺炎が蔓延しました。空調機から細菌が検出され、調べたところ、その細菌はレジオネラ菌でした。レジオネラ菌は地中に生息し、酸素を嫌う嫌気性菌の一種です。

　2020年に、新型コロナウイルス感染症が発生し、パンデミックを起こしました。このウイルスによる院内感染が我が国でも大きな問題となり、医療崩壊の危機をむかえ、長期化傾向にあります。各国で、このウイルスに対する治療薬とワクチンの開発が進めてられています。

あ

い

う

え

お

か

き

く

け

こ

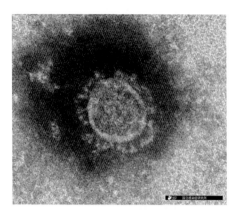

新型コロナウイルスの電子顕微鏡写真
（国立感染症研究所ホームページより）

◆体温測定　≫赤外線体温計とは

　院内感染予防対策として、非接触型の赤外線体温計が使用されます。赤外線は波のような電磁波で、紫外線、電波、放射線も電磁波です。波長が短いほどエネルギーを持っています。赤外線はあらゆる物質から放射され、温度が高い物から短い波が、温度が低い物から長い波が放射され、この原理を応用したものがサーモグラフィです。体温計は物体が出す赤外線をレンズで集め、センサーで電気信号に変換して、温度を表示します。赤外線体温計は体に触れずに使用できるので、感染リスクが下がります。2020 年のコロナウイルスの流行で注目されました。

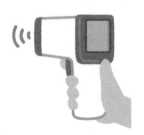

◆感染の診断のためのPCR検査とは

PCR はポリメラーゼ連鎖反応のことです。

体のタンパク質をつくり、遺伝情報を担っているのが核酸です。この核酸には、DNA と RNA の２種類があります。遺伝子の本体である DNA は２本のリボンが巻き付きあったような状態のものです。それぞれのリボンに、A・G・C・T の４種類の塩基が遺伝情報の順番に並んでいます。その塩基が１種類の塩基と結合することで２重らせんになっています。RNA は塩基の一つが違います。人の手で、DNA の一部を大量に増やす方法が PCR です。2020 年には、PCR 検査で、人の粘液などを採取して、新型コロナウイルス特有の DNA の一部が増加しているかどうかを調べ、感染の有無を判断します。

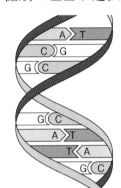

●痛み

口の中の痛みについては、さまざまなものがあり、歯の痛み、歯ぐきの痛み、あごの痛み、舌の痛みなどがあります。

・歯の痛み：むし歯が進行するにつれ、初期は冷温水の痛みを伴います。

⇒それを放置すると、自発痛が認められます。

⇒さらに進行すると、持続的な痛みを生じ、歯の根の治療が必要になります。

・歯ぐきの痛み：歯ミガキなどで歯ぐきの出血が認められます。

⇒初期の歯周病です。

⇒放置すると、歯ぐきに時々痛みを自覚します。

⇒治療しないと、歯肉が腫れ、歯を支える骨が吸収し始めます。

⇒さらに放置すると、歯の動揺が認められます。

・あごの痛み：かみ合わせの不調で、耳の下にあるあごの関節部に加わるストレスが原因で痛みを覚えます。放置すると、口が開かなくなります。

・舌の痛み：早期に診査・診断を受けることをお勧めします。

●痛み・鎮痛薬について

　鎮痛薬がすべての痛みに効くものではありません。

　主な鎮痛薬として、消炎鎮痛薬と麻薬系の鎮痛薬があります。これらの鎮痛薬は、けがや手術などの術後の数十分から数時間後の痛みによく効き始めます。また、片頭痛や神経痛などに使用される薬も数十分後には効き始めます。抗てんかん薬の場合は、ほとんどが数日から数週間後に効果が認められます。

　いずれにせよ、鎮痛薬は他の薬剤と異なり、効果は本人しかわからないものです。

う

●う蝕(しょく)(むし歯のこと)とは
≫プラーク(歯垢(しこう))が歯を溶かすことによって生じる

◆むし歯の予防

　むし歯は歯、食べ物、お口の中の細菌の3つの要因が重なると生じます。

　むし歯は、一度生じると治癒しないと言われていました。しかし最近では、歯の表面のエナメル質に生じた初期のむし歯に関しては回復する可能性があります。

　むし歯の初期段階は表面のエナメル質に起こり、その表面上に形成されたプラーク中に細菌が酸を生産し、エナメル質が溶けてむし歯が生じます。右図の❶❷❸はむし歯が起こりやすいところです。

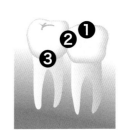

・歯質の強化　≫フッ素が重要な役割を果たします

　丈夫な歯をつくるために歯が生えてきた時に、フッ素化合物としてフッ素を歯の表面に塗る方法、洗口法(せんこうほう)、および歯ミガキ剤に配合する方法などがあります。フッ素はむし歯予防に有効であり、歯の表面を強化します。

・砂糖の制限が重要　>> キシリトールが注目されています

　糖を摂る量とむし歯の発生との間に重要な関係を有します。つまり、デザートなどを食べた場合、摂取した糖を利用してプラーク中の細菌が酸（乳酸など）を産生し、歯の表面が溶け、むし歯が生じます。砂糖の摂取方法がむし歯を予防するうえでたいへん重要と言えます。

◆むし歯の治療

　むし歯は一つの感染症です。歯の表面（エナメル質）にプラーク（歯垢）が付着し、そこに生息する細菌（レンサ球菌）のミュータンス菌などが糖を栄養として酸を産生し、歯の脱灰（歯が溶けること）によって生じます。むし歯が進行すると痛みが生じます。

　歯の病気は、みずからほとんど再生、修復（元にもどる）することはできません。そのため、脱灰による欠損部分を修復（元に近い状態にもどすこと）する必要があります。

むし歯の進行

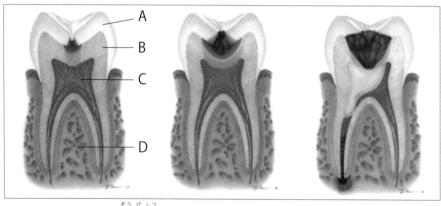

A：エナメル質、B：象牙質、C：歯ズイ（神経）、D：歯そう骨

1．コンポジットレジンと言う材料を用いたむし歯の治療

　この治療法は、比較的小さなむし歯の処置に用い、審美性にすぐれており、歯の色に合わせることができます。

　このコンポジットレジンという材料はプラスチックと似ている高分子材料であり、比較的新しいものです。また、歯によく接着する性質を有し、光をあてることにより固まるものです。コンポジットレジンは単独で歯に接着しないことから、ボンディングと呼ばれる接着剤をともに用いることで歯に強く接着します。

　コンポジットレジンが開発される前には、アマルガムと言う材料が主として用いられていました。これは金属の粉と水銀を混ぜ合わせたものであり、水銀の人体への影響から現在は用いません。一般的にお口の中では黒色に変色します。

　しかし、60歳以上の人たちにアマルガムを用いている可能性が高いことから、取り外して、コンポジットレジンなどに取り換える必要があります。

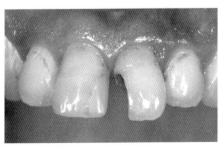 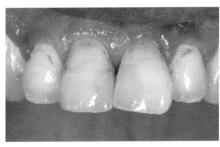

術前（窩洞形成後）　　　　　　　術後（コンポジットレジンンを用いた修復完了）

写真提供：あらかい歯科医院 松本勝利先生

あいうえおかきくけこ

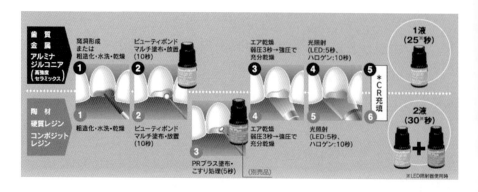

| 歯質
金属
アルミナ
ジルコニア
(高強度
セラミックス) | 窩洞形成
粗造化・水洗・乾燥
1 | ビューティボンド
マルチ塗布・放置
(10秒)
2 | | エア乾燥
弱圧3秒→強圧で
充分乾燥
3 | 光照射
(LED:5秒、
ハロゲン:10秒)
4 | **5** | *CR
充填 |
| 陶材
硬質レジン
コンポジット
レジン | 粗造化・水洗・乾燥
1 | ビューティボンド
マルチ塗布・放置
(10秒)
2 | PRプラス塗布・
こすり処理(5秒)
(別売品)
3 | エア乾燥
弱圧3秒→強圧で
充分乾燥
4 | 光照射
(LED:5秒、
ハロゲン:10秒)
5 | **6** | |

1液
(25秒)

2液
(30秒)

※LED照射器使用時

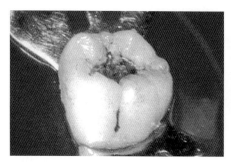

術前

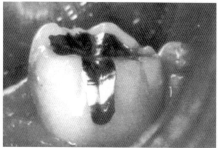

術後

2. 金属を用いた治療

　歯科領域では、メタルインレー修復法と言われています。この治療法は、広範囲に進行したむし歯の治療に用います。使用する金属は金合金というものです。むし歯を取り除いたところの型を採り、製作した金属片を、セメントを用いて合着します。金属色であり、かむことに対して安定していることから、奥の歯に用います（前の図）。

3. レーザーを用いたむし歯の治療 ➡ 無痛治療法です!!

　近年、エルビウムヤグレーザーといった歯科用レーザーを用いて、痛みが少なく、むし歯を削る方法が開発されました。

　この方法は、レーザーのエネルギーを歯の構造物であるカルシウムやリンをつないでいる水分成分に吸収させ、その結合を蒸発させてばらすことで、むし歯の部分を殺菌しながら、ほぼ無痛で蒸散する（削る）ことができるものです。

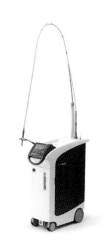

　これから普及していく最新の方法です。

◆プラークコントロール　≫歯ミガキが重要

　P25の図に示しているように❶❷❸は、むし歯がよく起こるところです。つまり、①歯のみぞ、②歯と歯の間、③歯と歯ぐきとの間です。とくに注意してブラッシングしてください。

　「歯ミガキがむし歯予防の主役です」

　ブラッシングは日常の中で定着したものですが、歯ブラシをあてる方向、角度、圧、動かし方などに個人差を認めます。

　したがって、歯の大きさ、歯並びが人によってさまざまであることから、個人に合った正しいブラッシング法を歯科医師のもとで指導を受けることが重要です。年齢には関係ありません。

　「口をすすぐだけで、歯の汚れ、プラークは除去されません」

　プラークはネバネバしたもので、水に溶けません。よって、歯ミガキが重要です。

あ　い　う　え　お　か　き　く　け　こ

なお、歯ミガキは 150 〜 200g（毛先が広がらない程度）の軽い力で小刻み（5 〜 10mm）に動かし、1 〜 2 歯を目安とします。

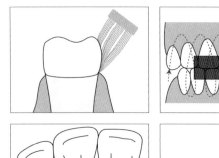
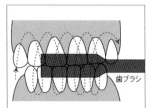
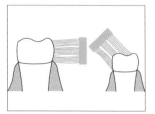
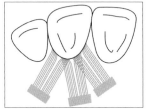
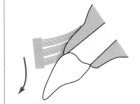
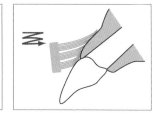

◆ブラッシングで取れない

自分自身のブラッシングで取れない頑固な歯の汚れやプラークは、歯科医院での専用の器材を用いた PMTC（Professional Mechanical Tooth Cleaning）と呼ばれるクリーニングを行う必要があります。

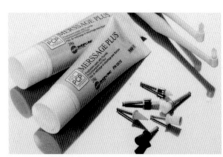

PMTC 用の専用器材（松風）

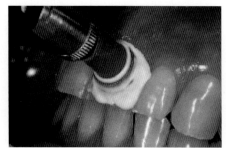

専用の器材を用いて PMTC を実施

◆知って得する歯ミガキの２つの方法　・P30の図を参照

・むし歯予防のための歯ミガキ

奥歯の歯のみぞに歯ブラシの毛先をあて、１本ずつ小刻みに振動を行います。

歯の表面と裏側には、歯ブラシの毛先を歯面に直角にあて、往復運動を行い、また縦にも動かします。

歯と歯の間にはデンタルフロスなどを用います。

・歯周病予防のための歯ミガキ

前歯と奥歯の表は、歯と歯ぐきの境い目に歯ブラシの毛先を45度になるようにあて、弱い力で細かく振動します。

奥歯の裏も、歯と歯ぐきの境い目に歯ブラシの毛先を45度になるようにあて、弱い力で細かく振動します。前の歯の裏は歯ブラシを縦に用います。

ここでも、歯と歯の間にはデンタルフロスなどを用います。

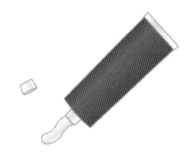

あ
い
う
え
お
か
き
く
け
こ

◆フッ素入り歯ミガキ剤は有効か？

　フッ素はむし歯の予防に役立ちます。

　その予防効果はフッ素の濃度に比例します。すなわち、歯ミガキ剤の濃度が重要です。

　フッ素の濃度が1,000ppm以上の時が効果的で、その濃度以上のフッ素が歯の表面に2分程度とどまる必要があります。

　しかし、お口の中では歯ミガキ剤中のフッ素（日本では1,500ppmが上限とされています）はだ液により希釈されることから、具体的にどうすればいいのか？

　目安として、

・植毛部の2/3ぐらいに歯ミガキ剤をつける

・奥の歯から磨く

・すすぐ時には、できるだけ少量の水で数回行う

・歯と歯の間および歯のみぞに歯ミガキ剤を届ける

ことを勧めます。

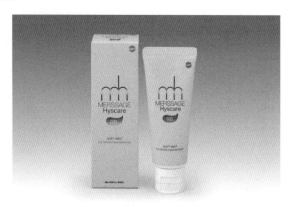

メルサージュ ヒスケア ジェル（フッ素900ppm）

◆電動歯ブラシについて

　電動歯ブラシで歯を磨く場合、歯の表面を傷つける可能性があることから、研磨剤を含まない歯ミガキ剤を使う必要があります。

　電動歯ブラシで研磨剤入りの歯ミガキ剤を使うと、歯の表面のエナメル質を削りすぎてしまい、トラブルを招く恐れがあります。

　また電動歯ブラシは、自動車の自動洗車機と同様で、すみずみまで歯の清掃をすることは困難です。プラークの除去には一般的な歯ブラシなどの併用を勧めます。

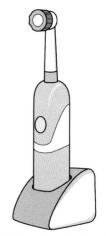

　電動歯ブラシは 1960 年代に市販されました。2011 年の報告で、回転式電動歯ブラシと横方向の振動式歯ブラシの歯垢除去効果を検討したところ、両者間で除去効果に顕著な差は認められなかったことを明らかにしています。

画像提供：イラストポップ

◆むし歯のつめ物（コンポジットレジン）

　古くは、むし歯（う蝕と言います）の治療に使用するつめ物（歯科材料と言います）は、歯に対して接着することはありませんでした。

　そのことから、つめ物が取れる可能性があり、そのつめ物を取れにくくするために、歯を過大に削る必要がありました。

　以前には、「むし歯の治療を受けた際、思ったより多く削られた」との意見が多くありました。

あ
い
う
え
お
か
き
く
け
こ

また、むし歯の治療を行ったにもかかわらず、再度、むし歯が生じることがありました。これを解決することは難しく、技術の差によるものと言われていました。

　そこで多くの研究者たちは、新しいつめ物（コンポジットレジン）の研究を行いました。私たちもその結果から、新しい接着する材料と方法を開発しました。また、むし歯に対して強い抗プラーク性コンポジットレジンを筆者のグループが開発し、現在、広く使用されています。

◆コンポジットレジン治療の方法について

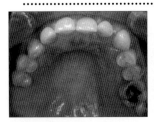

①術前

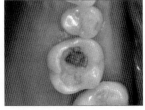

②むし歯の部分を除去

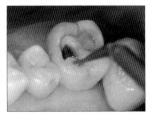

③ボンディング材の処理

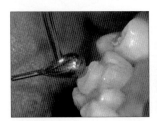

④コンポジットレジンの
　充填

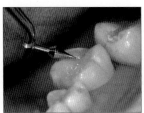

⑤形態付与

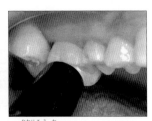

⑥光硬化

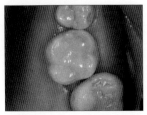

⑦術後

写真提供：
あらかい歯科医院 松本勝利先生

34

　このコンポジットレジンの抗プラーク性については、バイオアクティブ新素材：S-PRGフィラーから徐放される6種類のイオンによる効果に基因するもので、さまざまな治療の過程で用いられる歯科材料（GIOMER［ジャイオマー］と呼ばれる）に応用されています。この歯科材料を用いることによって、口腔内でむし歯や歯周病になりにくい口腔内環境を維持します。

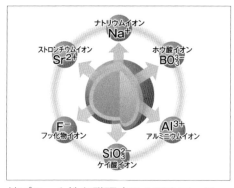

抗プラーク性を発現するS-PRGフィラー
からのイオン徐放

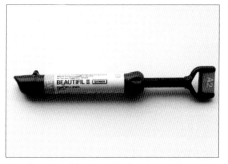 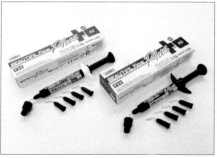

抗プラーク性コンポジットレジン
（左：ビューティフィルⅡ、右：ビューティフィルフロープラス）

◆古くから使用されているつめ物のアマルガムの今

　古くからアマルガムという材料を用いて、むし歯の治療が多く行われてきましたが、現在、日本、ヨーロッパではその使用頻度は低くなっています。

　アマルガムとは、銀、スズ、銅などを含む金属の粉と水銀を混ぜ合わせた硬化体です。これには、毒性を有する可能性の高い水銀を含んでいることから、生体への影響を考え、今はその使用を避けています。

　アマルガムは、お口の中では最初は銀色ですが、経時的に黒色に変色します（下の図）。このようなことを自覚したならば、他の材料を用いた再治療を勧めます。

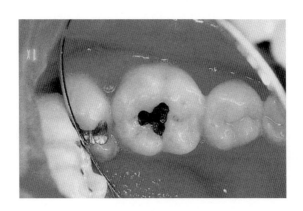

●ウイルス感染症について

◆お口のウイルス感染症とは

お口に発生するウイルス感染症の多くは、皮膚感染症、腺感染症です。

a. 単純疱疹とは

一次感染と二次感染とに分けられます。

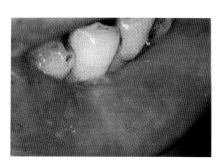

一次感染は 1 〜 6 歳に生じ、発熱と歯ぐきの出血を伴い、お口の粘膜に痛みを有する水疱(すいほう)を形成します。その後、水疱は破れて、10 日から 2 週間で治ります。

二次感染（再発性単純疱疹）はウイルスが上皮(じょうひ)に潜伏し、ストレスなどにより再発します。多くは思春期以降の女性で、口唇と皮膚との境界に数個以上の水疱を形成します。時としてこれを反復します。

b. 帯状疱疹とは

小児期に飛沫(ひまつ)感染し、全身に水疱性疱疹、発熱、痛みを引き起こします。ウイルスはセキズイ神経節に潜伏し、成人期の再発では神経の走行に沿って痛みと発疹(ほっしん)を起こします。お口の中にも水疱が生じます。

c. 流行性耳下腺炎(りゅうこうせいじかせんえん)

代表的な腺ウイルス感染症であり、高熱を伴い、耳下腺部の腫脹(しゅちょう)を呈します。

◆口唇ヘルペスについて

　口唇ヘルペスは日本人の 10 人に 1 人がかかったことのある皮膚の病気で、「熱の華」などと言われています。唇やその周りにピリピリ、チクチクするようなかゆみを覚え、小さな水膨れを起こす病気です。このウイルスは神経細胞の中にひそんでおり、かぜで熱が出たり、疲れたり、ストレスにより免疫が低下した時に繰り返し症状が出ることがあります。

　口唇ヘルペスは、単純ヘルペスⅠ型というウイルスが原因で起こる病気です。治療には、抗ウイルス薬の点滴、飲み薬、塗り薬などがあります。単純性ヘルペスは感染力が強く、症状がある時は、水膨れやかさぶたになるべく触れないように注意することが必要です。また、だ液で感染する恐れがあるので、タオルやコップの共用は避けるべきです。なお口唇ヘルペスは、再発を繰り返すことがあっても治っていきます。

◆塗り薬

　口唇ヘルペスには塗り薬が有効です。

　日本人の 10 人に 1 人が罹患したことがあり、上述のように，これは、単純ヘルペスというウイルスによる感染症です。このウイルスは感染力が強く、直接接触はもちろんのこと、間接的にも感染します。一度感染すると、このウイルスは体の神経細胞に住みつき、かぜなどで体力が低下した時に再発します。口唇ウイルスの抗ウイルス薬が効果的です。市販薬も有効です。

◆口内炎について　≫洗口剤（せんこう）でうがいすることが大切

　お口の中には数多くの炎症性の病気を認めます。その中で口内炎は、頻度の高い病気です。口内炎はお口の粘膜（ねんまく）に小さな発赤（ほっせき）と腫脹（しゅちょう）が生じ、痛みを有し、数日から数週間で治りますが、その多くは原因が不明であり、時として再発することがあります（再発性口内炎と言います）。

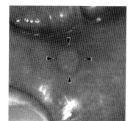

◆かぜとインフルエンザについて

　かぜ（かぜ症候群）の原因のほとんどは、ウイルスによるものです（200種類以上）。その治療はウイルスそのものをやっつけるものではなく、症状（せきなど）の軽減を図る方法をとります。また、抗生物質が出されるのは、かぜの合併症を防ぐためです。

　一方、ウイルスの中でもインフルエンザウイルスが体内に侵入し、急速に増殖すると、かぜと異なり高熱や全身にだるさなどが生じます。治療法としては、タミフル、リレンザなどの抗インフルエンザウイルス薬を使用します。最も注意しなければならないのは、高齢者、子どもおよび心疾患（しんしっかん）、糖尿病などの持病がある人です。肺炎などを併発することがあるためです。

　日常の予防には、うがいをするより抗酸化作用のある「カテキン」が含まれている緑茶などを飲み込むほうが有効と言われています。胃酸でウイルスが死滅するためです。

◆ノロウイルスについて　≫あなたも感染源になります

　このウイルスは、少量で人に感染し、腸管で増殖する感染力の強いもので、下痢をしたり吐いたりする感染性胃腸炎を呈します。また、感染した人の1/3に症状は認めないと言われています。12月～1月がピークであり、通常は3日以内で回復します。しかし、子どもや高齢者は症状が重くなる場合があります。

　ウイルスがため込まれたアサリやカキなどをよく加熱しないで食べると、感染することがあります。調理する人が感染していて、作った料理を食べても感染することがあります。特定の食材が危ないのではなく、原因は人だと言われています。とりわけ食品関係の仕事にたずさわっている人はトイレ後や調理前などにていねいに手洗いをするなど、衛生管理を徹底することが重要です。また、特効薬はありません。下痢止めの薬は病気の回復を遅らせる可能性があり、使わない方がいいと考えられています。病院で点滴などの治療が必要です。

◆新型コロナウイルスとは

　日本では、2020年1月に感染者が出たことから、指定感染症に定められました。

　中国の武漢の食文化が要因で、ウイルス性肺炎が発症したものと言われ、中国から世界各国に感染が拡大しました。米国のCDCは警戒レベルを最も高いレベル3に指定し、中国への渡航および中国からの入国を禁止しました。

　なお、このウイルスによる肺炎は、重症急性呼吸器症候群

（SARS）や中東呼吸器症候群（MERS）を引き起こすウイルスとは異なります。

新型コロナウイルスによる肺炎は両側の肺炎症を起こす傾向で、肺に粘液性の水が溜まることから、重症化することがあります。特に、高齢者や持病のある人は、注意を払う必要があります。

2020年3月に新型コロナウイルス感染が世界各国に蔓延したことから、パンデミック（ギリシア語）が提唱されました。よって、Tokyo2020オリンピックが延期となりました。

◆消毒にはアルコールが有効です

新型コロナウイルスは「エンベロープ」という「から」をまとったウイルスです。ウイルスは自身で増殖できず、人の細胞内に侵入して増殖します。「エンベロープ」を取り除くと感染力はなくなります。現在、最も有効なのはアルコールです。一方、ノロウイルスは「エンベロープ」は存在しません。そのため、アルコール消毒はききにくいです。また、次亜塩素酸ナトリウムもウイルス・細菌に消毒効果を有します。市販では、ハイター・ミルトンの構成成分です。次亜塩素酸水とは異なります。注意を!!

◆風疹・麻疹ウイルス　≫特に40代男性は注意!!

どちらも、非常に感染力の強いウイルス感染症です。根本的な治療薬はなく、対症療法がありません。しかし、日本では予防効果の高い風疹・麻疹混合ワクチン（MRワクチン）があります。

また、日本では、2015年に麻疹の排除がWHOから認定されました。一方、風疹は2018年7月以降、海外で感染した患者が急増し、

あ　い　う　え　お　か　き　け　こ

2018年に2,941人、2019年に2,306人、2020年に100人の報告がありました。風疹は成人に発症すると重症化することが多く、現在の流行の中心は、40代の男性です。

　2020年4月の時点で、41〜58歳の男性は1回も公的予防接種を受けておらず、抗体保有率は約79.5%です。抗体保有率が80〜85%以上でないと感染の蔓延は抑えられません。

　政府は、この世代の男性にクーポン券を送付し、無料でワクチン接種を進めているのが現状です。

◆エイズ ― AIDSについて

　エイズは後天性免疫不全症候群の略です。HIVウイルスの感染が進行し、著しく免疫能力が低下した状態のことを言います。

え

●(歯科)衛生士さん≫歯科での役割は拡大傾向にあります

　衛生士は口腔ケアを行うことを目的としています。また、治療を行う上でのサポーターでもあります。近年、仕事内容は拡大傾向にあり、むし歯の予防、歯周病の予防を主として医療を行っています。ほとんどの衛生士は診療所に勤めており、その割合は90.5％で約12万人が従事しています（2018）。病院などでの勤務数は決して多いとは言えません。質の向上を考えると一考の余地があるかと思われます。

●嚥下＝モノを飲み込むこと

◆誤嚥性肺炎について　≫寝ている時に起こります

　食べ物を飲み込む時に、本来、気道に入るべきものでないものが、入り込むことを誤嚥と言います。

　誤嚥性肺炎は高齢者に多いです。誤嚥は食事中に最も多く発症することから、お口に入れる食べ物の量と形に気をつかう必要があります。また、お口の中には感染源となる口腔細菌が生息していることから、プラークコントロールが重要です。さらに、誤嚥性肺炎は寝ている時に発症しますので、寝る前のうがいをお勧めします。

　内科的にもお口のケアによって、誤嚥性肺炎の予防効果が期待されています。

あ
い
う
え
お
か
き
く
け
こ

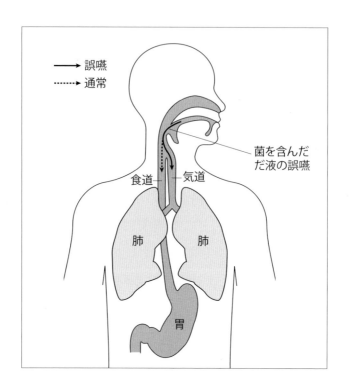

凡例:
→ 誤嚥
┄┄► 通常

菌を含んだ
だ液の誤嚥

食道ー ー気道

肺　　肺

胃

◆入院する前に歯科を受診しましょう‼

　プラークが全身に影響を及ぼします。お口の中の状態が不良なまま入院すると、肺炎などの合併症が発生しやすくなります。

　放射線療法や化学療法によって口腔乾燥や口内炎などが生じる可能性があることから、お口の衛生状態が不良だと、症状が悪化する恐れがあります。

　入れ歯の調整を行うことによって、退院後の普通食への移行がしやすくなり、消化管の機能低下による栄養状態の低下を防ぐことができます。

お

●オーラル(口腔)ケア

お口の保湿が重要です。特に高齢者は注意!!

口腔内が乾燥すると、口の中フローラ（口腔細菌の構成）が変化し、悪玉菌のカンジダ菌が増殖します。また、自浄作用が低下し、誤嚥性肺炎のリスクが高くなります。すなわち、口腔ケアを行うことによって誤嚥性肺炎のリスクは低くなり、食機能の早期改善も期待されます。口腔ケア用品は有用です!!

地震、台風などで歯ミガキ、うがいができなかった際、口腔ケアができず口の中が乾いた状態が続くと誤嚥性肺炎のリスクが一段と高くなります。災害時は口腔ケア用品が有用です。中でも、介護が必要な方にはスポンジブラシを用いて口腔粘膜面を拭き取ることが有効です。

高齢者にとって、口腔ケア用品の備えは水、食べ物と同じくらい大切です。

●オーラルフレイル(口腔機能の低下)とは

「かむ」、「話す」、「飲み込む」はお口の3大機能です。これらの口腔機能が低下することを、オーラルフレイルと言います。3大機能

あいうえ お かきくけこ

に関係するのは、歯だけではありません。舌、だ液、顔の筋肉など
が連携して働いています。中でも、舌の力が劣ったり、だ液が十分
に出ないだけで、滑舌（かつぜつ）が悪くなったり、嚥下（えんげ）（飲み込む）力が低下
したりします。

●親知らず（一番奥の歯）＝智歯（ちし）

　一般的に、人の歯の数は上下合わせて28本（14 × 2）です。親
知らずこと智歯は8番目の歯です。この歯はすべての人に存在する
わけではありません。若い人の中では親知らずのない人が多い傾
向にあります。親知らずは8番目の歯で、最も奥に生えることから、
ブラッシングが困難です。よって、痛み、腫れを有することがあり
ます。

　近年、健全な親知らずを事前に抜歯し、その歯の凍結保存を行
い、将来、何らかの要因で奥歯の保存が不可能となり、喪失した時に、
事前に保存していた自身の親知らずを欠損した所に移植することが
できるようになりました。つまり、歯の移植です。

か

●かみ合わせとは

　かみ合わせはお口の筋肉が重要な役割を果たします。

　日常の食事を行う時、下のあごを引き下げる筋肉が収縮し、お口が開いた状態となり、食べ物をお口の中に入れます。

　次に、舌が食べ物を歯の上に運び、下あごを上方に引き上げる筋肉が収縮することで、歯と歯の間の食べ物をかみつぶします。この時にかみ合わせが、たいへん重要な役割を果たします。

　かみ合わせは、加齢とともに筋力が弱くなり変化します。

　「かむ」と言う機械的な力がそれぞれの歯に加えられ、歯を支える骨が鍛えられます。歯と骨はコラーゲン線維でつながっており、「かむ」ことによって骨やコラーゲン線維の中の細胞が伸びたり縮んだりします。

　これによって、それらの細胞の中に栄養が摂取され、代謝がさかんになります。よって、かみ合わせは重要です。

　また、かむことは認知症との関係が注目され、歯が20本ない人はある人に比べ、1.9倍の割合で認知症が発症すると言われています。このことから『口は脳の出店』と考えられています。1回の食事でかむ回

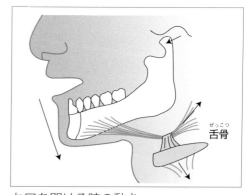

舌骨（ぜっこつ）

お口を開ける時の動き

47

数は平均 620 回以上が望ましく、かみごたえのある食べ物を食事すると、かむ回数が増加します。

◆歯のかぶせ物(クラウン)について

むし歯や外傷などによって歯が大きく欠損した際に、人工材料を用いて修復（元にもどす）を行います。

歯科ではこのようなかぶせ物を「クラウン」と呼びます。

クラウン（かぶせ物）には3種類のものがあります。

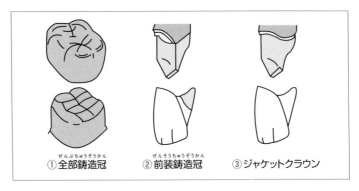

① 全部鋳造冠　　② 前装鋳造冠　　③ ジャケットクラウン

・「①全部鋳造冠」は、金と銀を含む金属のかぶせ物であり、奥歯に主として使用されます。

・「②前装鋳造冠」は、表面が陶器（セラミックス）かレジン（プラスチックと類似）を使用したもので、下地は金属です。主に前の歯に用います。これは審美性に富んでいます。

・「③ジャケットクラウン」は、かぶせ物がすべて陶器（セラミックス）かレジン（プラスチック）であり、残っている歯と同じ色調に調整でき、かぶせ物は天然歯と区別はつきにくく、前装鋳造冠と同様に審美性に富んでいます。

かぶせ物（前装鋳造冠）の製作順序

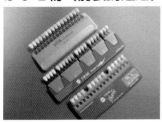

各種色見本

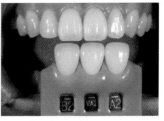

天然歯の色調確認

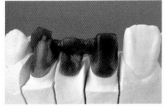

石こう模型上でワックス型を製作

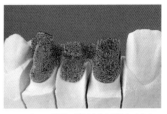

ワックス型に維持装置を付与

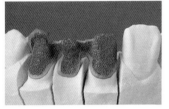

ロストワックス法にて合金ブリッジ製作

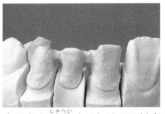

金属色を遮蔽するための下地色を塗布

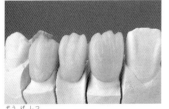

象牙質形態の製作

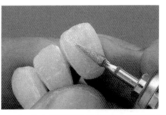

エナメル質形態の製作（形態修正中）

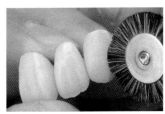

仕上げ研磨

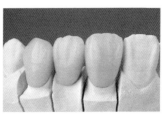

前装冠の完成

あ
い
う
え
お
か
き
く
け
こ

かぶせ物は、それ自体歯に接着しないために、セメント材料を用いて歯に接着させます。

　以前はセメント材料として無機系セメント（リン酸亜鉛系・カルボン酸系セメントなど）を用いていましたが、接着力や耐溶解性^{たいようかいせい}などに問題があったため、現在は接着性、機械的特性、操作性に優れたペーストタイプのレジン系セメントが主に用いられています。

　さらに最近は、前述した抗プラーク性を発現するS-PRGフィラー配合のレジン系セメントもあり、かぶせ物下方の露出した歯をイオン徐放^{じょほう}により強化することによって、むし歯になりにくい状況をつくることもできます。

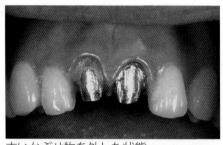

古いかぶせ物を外した状態

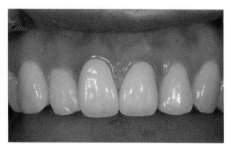

術後（新しいかぶせ物を装着した状態）

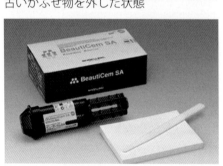

かぶせ物を接着させるセメント（ビューティセム SA：松風）

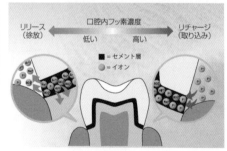

セメント（ビューティセム SA）を用いたかぶせ物の装着後においては、各種イオンの徐放とフッ素取り込みにより、二次う蝕^{しょく}や歯周病の発症を抑制

写真提供：東海歯科醫院 加藤賢吾先生

◆歯に使用するセラミックス（陶器）とは

　前の歯を中心とした審美性にすぐれたかぶせ物に使用する材料です。セラミックスはお口の中で長期にわたり安定したものであり、腐食、変色などが生じにくいことから、使用頻度は高いです。ただし、保険診療外の治療となります。

　またセラミックスの構造は、城壁の石組みのように小さな結晶がぎっしりと並んだものですが、金属に比べ強度などにバラツキを認めます。硬い食べ物を不用意にかみ切ると破折が起こるため、気をつける必要があります。また、歯ぎしりの習慣がある方には用いることができません。

●仮の歯はなぜ必要ですか？

　とくに前の歯、奥の歯にかぶせ物（クラウンと言います）をする時に、仮の歯を製作します。

　その目的は、生活歯における神経への刺激の軽減、歯の移動の防止、審美性の保全などがあげられます。

　使用する材料は、右図のように既製のプラスチックです。

　適切なかぶせ物を装着するために、仮の歯はたいへん重要なものです。

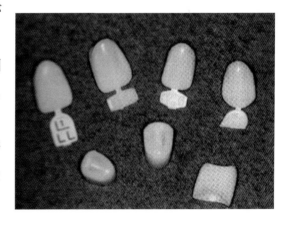

あ

い

う

え

お

か

き

く

け

こ

51

●かぶせ物はどれくらいもつのですか？とくに奥の歯について

　奥の歯（大臼歯と言います）はかむために重要な歯ですが、ブラッシングが不適切であるとプラークが付着しやすい歯でもあります。

　そのため、最もむし歯が発生しやすく、処置されるケースの多い歯であり、奥の歯はかぶせ物の処置の頻度が高いです。また、再度治療を必要とする最も多いケースは、かぶせ物の下方の歯ぐきのところが露出し、根の表面にむし歯が生じやすい。とくに、高齢者に多く認められます。

　つまり、かぶせ物の寿命はかぶせ物の周りの歯ぐき付近のところのブラッシングの適正度に依存します。

●顔面神経麻痺について

　まれに見られる、抹消顔面神経麻痺の 60 ～ 70% は突発性であり、ベル麻痺と言われています。発症には、ウイルス感染症、骨折、寒さによる血行の悪化、ストレス、疲労などが関与しています。症状としては、まぶたが閉じない、口が閉じない、片側に口が垂れる、よだれが垂れるなどがあります。治療法としては、ステロイド剤の投与、ビタミン B12 の服用を行います。症状が消えない時は頭部のCT、MRI の検査を行い、脳神経外科の受診をお薦めします。

●かかりつけ医について

　国は団塊世代が 75 歳以上になる 2025 年をめどに、高齢者が住み慣れた地域で、医療、介護、生活の支援を切れ目なく受けられる地域包括ケアシステムの構築を目指しています。

　日本医師会は患者の医療、介護に関する情報をさまざまな専門医で参照、共有を目指して「かかりつけ医連携手帳」を提案しています。

　手帳には、基本情報と要介護度、かかりつけ医療機関、持病，薬のアレルギーなどが記載され、リハビリ計画や歯の治療計画が記録されています。

　中でも、高齢者の延命処置にはかかりつけ医は重要な役割を果たしています。また、かかりつけ歯科医を、患者が決めることが重要です。

●介護保険制度20年を迎える

　この制度は、65 歳以上の人が自宅や施設で、介護サービスを受けることができます。サービス利用者は、2019 年では 487 万人で、増加傾向にあり、その総費用は 11 兆 7,000 億に拡大しています。一方、介護職員は仕事の負荷が重く、賃金が安いことから人手不足の状態です。2025 年には約 35 万人が不足すると言われています。よって、高齢者を社会全体で支えることが重要です。

　現在、特別養護老人ホーム（特養）の待機者が 32 万 6,000 人と言われています。特養は介護保険が使え、日常生活全般で介助の必要な高齢者が食事や入浴、排泄などの手助けを 24 時間受けられる施設ですが、入所のための条件（要介護度による）があります。

●花粉症も口から治療を‼

　花粉症は4人に1人発症していると言われています。スギ花粉は2〜4月に飛散しますが、症状の発症や悪化を防ぐためにはセルフケアが大切です。治療法としてはアレルギーを抑える薬物療法が一般的ですが、スギ花粉症の根本的な治療法として「舌下免疫療法」が期待され、保険適用対象となりました。スギ花粉エキスを舌の裏に垂らし、過敏に反応しない体に、徐々に変えていく方法で、3年間続ける必要があります。また、スウェーデンで開発された技術のバクテリアセラピー（ロイテリ菌）を用いて、口の中の細菌叢を改善する方法が、花粉症を始めとするアレルギーに有効であるとの報告があります。

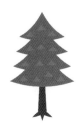

●肝炎　≫C型ウイルス肝炎

　C型ウイルス肝炎は高齢者が中心で、治療を受ける人の年齢の中央値は75歳と言われているのが現在です。治療を受けていない人が120万人と報告されています。肝がんになる人の3分の2はC型肝炎からです。C型肝炎Ⅰ型、Ⅱ型が98％で、現在、使える薬で対応できます。

　肝臓は、炭水化物、脂肪、タンパク質の代謝や貯蓄、アルコールなどの分解や排泄、胆汁の分泌などさまざまな働きを行っています。肝炎の多くはB型、C型肝炎ウイルスによるものです。中でも、C型肝炎ウイルスに感染すると、慢性肝炎へ、放置すると肝硬変へ、

ゆくゆくは肝がんへと進行します。もし、血液検査で陽性だった場合には薬でウイルスを排除しましょう。2015 年から飲み薬だけで治療が可能となりました。治療は、飲み薬を 2 〜 6 カ月間、服用することによってウイルスを排除することができます。また、治療費には助成金制度があります。

●「かむ」こと‼「ひと口、もう5回かむようにしましょう」

ゆっくりかむようにしないと、誤嚥（ごえん）しやすいので注意する必要があります。

『かむ回数』は：

10 回まで⇒粥、カレーライス、お茶漬け、煮魚、大根おろしなど。

20 回まで⇒そば、うどん、ラーメン、うなぎ、かまぼこ、目玉焼き、ロールキャベツ、焼きナス、ショートケーキ、ポテトチップスなど。

30 回まで⇒サンドウィッチ、焼飯、ピザ、餃子、牛肉コロッケ、焼き鳥、イカ、油揚げ、キュウリ、レンコン、タケノコ、柿など。

40 回まで⇒焼肉、ビーフステーキ、とり唐揚げ、たこ、イカリング、白菜（漬物）、たくあん、きんぴらごぼう、煎餅（せんべい）など。

40 回以上（だ液の量が増加する）⇒フランスパン、ビーフジャーキー、するめ、煮干し、おしゃぶり昆布など。

あ
い
う
え
お

か

き

く

け

こ

55

●かむ力＝咬合力について

　奥歯のかむ力は体重と同じと言われ、大人の男性は60kg、女性は40kgぐらいです。

　食事の時に使っている力は約3割です。

煎餅：14kg

ピーナッツ：12kg

甘納豆：11kg

『歯ぎしり』は歯が摩耗、破折します。その時のかむ力の最大値は90kgと言われます。時として頭痛、あごの筋肉痛、顎関節症を招きます。

① 　グランディング

　（上下の歯のすり合わせ）

② 　クレンジング

　（食いしばり、歯を強くかむ）

③ 　タッピング

　（カチカチと素早くかみ合わせる）

　以上、3種類があります。

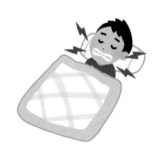

●肩こり、腰痛とかみ合わせとの関係

　人の脊椎（背骨）は多くの椎骨が積み重なったものです。

　頸椎は7個、胸椎は12個、腰椎が5個の計24個の骨から成ります。その下に、仙骨、尾骨と続きます。また、脊椎はまっすぐではなく、緩やかなS字カーブを作り、衝撃吸収を行います。S字の第2カーブは姿勢にとっても重要です。このS字カーブがみだれると、姿勢

が悪くなるだけでなく、筋肉に無理な緊張や負担がかかり、肩こりや腰痛が生じます。

　また、第2カーブは頭部のすぐ下にあり、第二頸椎とかみ合わせとの間に関係があります。これらのことから、不正なかみ合わせが肩こりに関係していると言われています。

●カンジダ症。ここでは、食道カンジダ症について

　口腔や消化管などには、カンジダ菌（真菌）が常在しています。真菌は一般的にカビ菌と呼ばれています。これらの菌は健康な状態では免疫力によって増加は抑えられています。しかし、何らかの要因によって免疫力が低下するとカンジダ菌が増殖し病気を引き起こします。食道にカンジダ菌が増殖すると食道カンジダ症を発症し、咽頭痛、嚥下障害、嘔吐、胸焼けなどを生じ、時として出血を認めます。治療法としては、軽傷であれば抗真菌剤を一定期間、内服します。重症になると、入院が必要です。

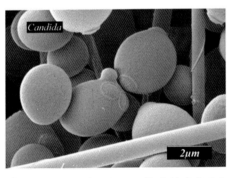

ガンジダ菌とラクトバテルス（乳酸桿菌）の SEM 像

ガンジダ菌は球状を呈し、2μm以上の大きさでラクトバテルスは桿状の状態で観察されます。
口の中では、ガンジダ菌（悪玉菌の一種）は少数派で、その比率は1％以下ですが、口の環境が悪くなると比率は高くなる傾向にあり、ガンジダ菌とラクトバテルスの集合体（バイオフィルム）を形成する傾向にあります。その時には、口内炎などの口腔疾患を引き起こします。さらに、両菌によって形成されたバイオフィルムは、誤嚥性肺炎の原因となります。

●がんの生存率について　≫3人に1人ががんで死亡

国立がん研究センター発表によると、連携拠点病院で、がんと診断された患者の3年後の生存率は、がん全体で71.3%でした。3年生存率を調べた理由は、新しい薬の治療効果を早期に知る目的です。

中でも、膵臓がんの生存率は低く、15.1%（3年）と10.0%（5年）でありました。膵臓がんの治療法の改善が望まれます。肝臓がん、食道がん、肺がん、については、約50%（3年）でありました。また、前立腺がん、乳がん、子宮がんは80〜90%で、大腸がん、胃がん、膀胱がんは70%代でした。その後、2021年の調査ではがんの10年の生存率は59.4%でありました。

◆口腔がんについて

「お口の中のがん」は、舌や歯ぐき、頬の内側などにできます。

口腔がんは痛みなどの症状はほとんどなく、発見が遅れるケースも少なくありません。とくに高齢者に増加を認めます。

口腔がんは、すべてのがんの1〜2%と言われています。早期の場合、5年生存率は90%ですが、進行がんの場合は50%まで下がります。

口腔がんの早期発見のために、かかりつけ歯科医院での定期的な検診を勧めます。

◆舌がんとは

　石原裕次郎さんが舌がんを発症したことはよく知られています。年間に 2,000 ～ 3,000 人に舌がんを認めます。お口のがんの 60％です。早期に発見すれば生存率は 50％以上と言われています。

　症状としては、味覚障害や、舌の側面にしこり、白斑などを認め、痛みを有します。口内炎と間違えることが多いですが、口内炎は数日か1週間で治ります。

　治療法としては、病変部の切除を行います。

　原因は、辛いもの、タバコ、酒、不適切な入れ歯などの刺激と言われています。

●感染性心内膜炎

　口の中の細菌である黄色ブドウ球菌や化膿レンサ球菌が血液を介して、心臓弁に付着し、心臓弁や心筋に障害を起こします。感染性心内膜炎には2種類あり、一つは、急性感染性心内膜炎で突然発症して、数日の内に命の危機があるものです。もう一つは、亜急性細菌性心内膜炎と呼ばれ、数週間から数カ月かけて知らない間にゆっくりと発症します。

あいうえお　かきくけこ

き

●金属・歯科用について

　口・歯に使用する金属は安定したものが望ましく、金を含む合金が使用されています。

　口の中は思ったより、厳しい環境です。熱い食べ物、氷のような冷たい食べ物と、酸っぱい食べ物、および甘い食べ物などの影響を受けます。また、かむ回数は1日に何万回と言われていますので、使用されている金属の耐摩耗性が不可欠です。さらに、つめ物、かぶせ物を作成するには精密度の高い金属を必要とします。

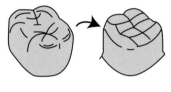

（かぶせ物）　　　（歯）

●矯正歯科クリニック　≫審美性の回復

我が国で、歯並びに自信のない人は73%と言われています。

◆歯科矯正治療

　歯の矯正治療が、歯の美容の主となっています。歯並びが悪い（歯列不正と言います）人たちを対象に歯科矯正治療が行われており、歯の大きさとあごの骨の大きさに不調和を有することから、歯並びに異常が生じると言われています。

　歯列不正は、将来にお口の機能障害を認め、種々の歯科疾患（しっかん）におちいる可能性が高いことから、できるだけ早期に治療を受ける

ことが望ましいと言われています。

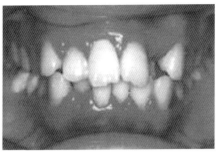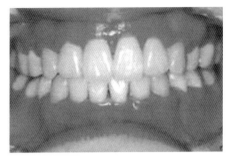

術前　　　　　　　　　　　　　術後

◆歯の矯正治療は痛みを伴いますか？

その痛みは日常の生活に支障ないものと言えます。痛みの程度については個人差が認められます。

痛みに関しては、奥歯の間に装置を入れる時の痛み、ワイヤーなどを装着して歯が動きはじめる時の痛み、装置を装着した時の違和感などがあります。これらの痛みは数日で治ります。

以前に比べ歯の矯正のための装置は進化し、治療期間が短縮される傾向にあります。

◆大人になっても歯並びを治すことができますか？

歯根を支える骨などの組織が健康ならば、基本的に年齢に関係なく、歯科矯正治療は可能です。

歯の周りの組織は、歯のほうから歯根膜、歯そう骨、歯ぐきからなっています。歯並びをよくするには、歯に装置を装着し、力をかけて骨の中で歯を移動させます。

大人はあごの成長が止まり、あごの骨の形が完成されています。

あ

い

う

え

お

か

き

く

け

こ

このことから、歯の移動は年齢が低いほうが早いです。

　また、歯を適切な位置に移動した後、後もどりを防ぐために、歯を移動した期間と同じ程度の期間、歯を適切な位置に保つことが必要です。これを保定と言います。骨折した時と同じで治りは若い人のほうが早いことから、大人の保定期間は長くなります。

　このように、大人の歯並びの矯正治療は治療期間が長くなります。

●キシリトールとは

　キシリトール（糖アルコールの一種）は、シラカバなどの樹木から製造されています。

　キシリトールの期待される効果は、以下のとおりです。

・お口の中で発生する酸（むし歯の主役）の産生を抑制する

・歯の再石灰化を補助する

・砂糖よりカロリーが低い

　しかしながら、

・キシリトール含有率とむし歯の予
　防効果との関係は明確ではない

・キシリトール入りの菓子を食べて
　も、むし歯が治るわけではない。
　また、そこに他の砂糖が含まれれ
　ば、当然むし歯になる。

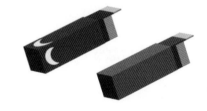

　いずれにせよ、むし歯の予防にはプラークコントロールが重要であり、ブラッシングが主役です。

●技工士さんの仕事は歯科においてとっても重要です

　質の高い歯科医療を行うために、「歯科医」―「衛生士」―「技工士」の三者が一体化する必要があります。中でも、技工士さんの仕事は、歯科医がつめ物、かぶせ物、入れ歯を作成するために型を取り、それによって得られた石膏(せっこう)模型を用いて、多くの手順を経て、治療材料が作成されます。得られた材料が少しでも歯などに適合しない場合、むし歯の再発やかみ合わせ不全が生じます。

く

●薬の過剰摂取に注意!!
薬局チェーンは10兆円産業と言われています

　高齢者が降圧剤や脂質異常症などの多くの種類の薬を服用しているケースは少なくありません。また、抗生物質の乱用で耐性菌(MRSAなど)が増え、患者が院内感染で死亡するケースもあります。このように、薬の過剰摂取がさまざまな問題を引き起こしています。我が国では、かぜで病院を訪れた際、何らかの抗生物質が処方されますが、抗生物質を経口投与しても症状の改善に差が認められなかったとの報告もあります。また、重い肺炎などの患者に切り札として抗生物質を投与しても、すでに耐性化しているため、患者が死亡するケースもあります。

　患者サイドも処方される薬の作用について医者に説明を求め、自ら治療に参加する必要があります。

あいうえお　かき　く　けこ

63

耐性菌の拡大経路としては、

1）抗生物質を使用した患者の腸内で耐性菌が出現し、医療機関などで広がります。

2）家畜や作物に抗菌薬を使い、その結果、生じた耐性菌が食品などから人に広がるルートなどがあります。

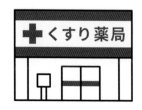

このように、耐性菌には問題が多いことを知ってほしいと思います。

●薬「がん免疫治療薬」について

　従来の抗がん剤はがん細胞に直接働きますが、副作用を有します。がん免疫治療薬は免疫細胞を活性化し、がん細胞に働く薬で、注目されています。現在は、肺がん、皮膚がんに有効であり、保険適用が可能となりました。中でも、オプジーボは高額であり、他の抗がん剤が効かなかった時が対象でした。新しい抗がん剤のキイトルーダはオプジーボと類似の作用を有し、これは他の抗がん剤を経験していなくても使用することができます。ただし、従来の抗がん剤が効く可能性を確認する必要があります。オプジーボで 2018 年に本庶佑教授（京都大学）がノーベル医学生理学賞を受賞しています。

●薬こと、ジェネリック医薬品

　ジェネリック医薬品は同じ有効成分を有する薬で、安価です。これは、新薬として開発された先発薬品の特許期間（20 〜 25 年）が

切れた後に、同じ有効成分を持つ薬です。開発時の研究費がかからないので安価（1億円程度）です。一般的に、新薬の開発費は300億円以上と言われています。

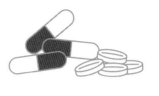

け

●欠損歯の治療　≫ブリッジ・入れ歯について

　歯が1〜2本喪失すると、となりの歯、上下の歯に影響を及ぼすことから、速やかに失った歯を入れる必要があり、かみ合わせの調和を図ることが口の健康維持に重要です。歯を失って、放置すると、かみ癖が生じ、体のゆがみあるいは顔の変形が生じます。

◆少数歯の欠損の治療

　少数（1〜2本）歯を欠損した場合には、その前後の歯を使用して治療を行います。これをブリッジと言います。
　ブリッジには3つの方法があります。

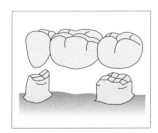 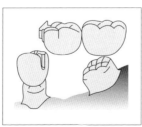 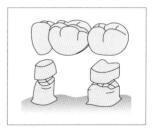

↑この方法がよく使用されています。

あ
い
う
え
お
か
き
く
け
こ

◆多数歯および全部欠損の治療

　いわゆる入れ歯の治療のことであり、部分的な入れ歯と全部的な入れ歯の2つがあります。

　部分的な入れ歯は図（下の図の左と中央）のように、歯と粘膜の負担によって維持され、一方、全部的な入れ歯は粘膜のみの吸着で維持されています（下の図の右）。

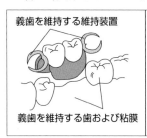

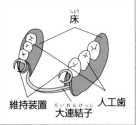

部分的入れ歯

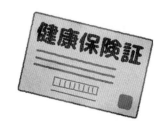

全部的入れ歯

●健康保険とは

　健康保険は国の制度であり、公的医療保険と言われています。一方、生命保険会社や損害保険会社の金融商品は民間医療保険になります。両者は、制度の仕組みや性格、考え方がまったく違うものです。健康保険は国の社会保障制度ですので、財源はすべて医療費からあてられます。民間保険は、掛け金のすべてが保険金として支払われるわけではなく、会社の利益、宣伝費や株主の配当に使用されます。

　2012年の健康保険の保険料は31兆円で、保険給付費は30兆円です。民間医療保険商品では、保険料は約5兆円で給付金は

1兆円ほどです。両者間で大きな差が認められます。

●結核、かつての国民病は

結核とは、結核菌による感染症です。

重症の結核患者の咳などで結核菌が飛散し、周囲の人が吸い込むと感染します。発症すると今は薬の服用で治すことができますが、決められた期間服用を続けないと耐性菌となる恐れがあるため、注意を払う必要があります。

いずれにせよ、早期発見のために検診を勧めます。

●研究費（科学研究助成金制度）について

2017年度、2284億円が科学研究助成金として交付され、5年ぶりの増額となりました。ノーベル賞受賞者の方から、これまでは研究費は「すぐ役立つ研究」に偏り、時間のかかる基礎研究は弱体化しつつあるとの見解が示されています。今こそ、挑戦的研究や若手研究者への支援を強化することが重要であると述べています。ちなみにノーベル賞は基礎的な研究を重視しており、これまで口と歯に関する研究の受賞者はいません。ちなみに、2019年にイグノーベル賞の受賞者が日本の歯科関係から生まれました。

あ
い
う
え
お
か
き

け

こ

●血管について

　人の血管の長さは約10万kmであり、地球の2周半の長さです。その95%は毛細血管です。心臓から出る大動脈は最も太く直径3cmと言われています。大動脈は細かく枝分かれし、各臓器や組織の中で網目状に広がります。ちなみに、イカや虫には毛細血管はありません。

　動脈と静脈について：

・動脈は3層からなり、外膜、中膜、内膜で構成されています。

　中膜は平滑筋(へいかつきん)からなっておりマッチョな筋肉質です。内膜は常に血液に接する重要なパーツです。血液の状態が悪くなると、内皮細胞が傷つき動脈硬化のきっかけとなります。

・静脈も3層から構成されています。大きな違いは逆流を防ぐために静脈弁がついています。また、動脈より細いのが特徴で、静脈血には静脈硬化はありません。

　動脈血は酸素を含むため色が薄く、静脈血は二酸化炭素や腐はい物を含むため色は濃く，色の濃さの違いがあります。けがの出血のほとんどは静脈血です。

・心臓は右心房、右心室、左心室、左心房の4つの部屋を有します。静脈を通って、帰ってきた静脈血は右心房に入り→右心室から肺へ送られます。肺では、血液から二酸化炭素を取り除き、酸素が得られます。酸素を含んできれいになった血液は左心房に戻ります。そして、左心室が膨らむことで血液が吸い込まれ、強く膨らんで大動脈へと送られます。つまり、左心室がポンプのような働きをします。

　血管と一酸化窒素（NO）について、一酸化窒素は大気汚染の原因

としてよく知られています。その一方、ア
メリカ西海岸の UCLA の研究で、一酸化
窒素が血管を柔らかくする作用を有するこ
とが明らかにされました。ちなみに、運動
すると体内から一酸化窒素を発生します。
何が汚染かわからないですね？

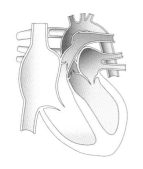

こ

●高齢者の歯科治療

　2019 年 9 月 15 日の総務省統計局の調査で、日本の 65 歳以上の人
は 3,588 万人（28.4%）で、世界一であり、今後高齢者は増加傾向に
あります。また、約 800 万人の団塊世代が 75 歳以上となる 2025 年
以降には、医療・介護の需要が増加します。

　厚生労働省によると、2016 年に、80 歳で自分の歯が 20 本以上あ
る人の割合が 51.2% で、二人に一人になりました。高齢者の口腔ケ
アの意識が高まったものと判断されています。歯の 20 本は、入れ歯
なしでほとんどのものが食べることができる目安になっています。

　平成 28 年の調査『高齢者のむし歯について』を見ると、60 〜 69
歳の間に平均 5 本ほど喪失しています。加齢に伴い歯の中の神経が
小さくなり、痛みを感じにくくなることから、むし歯の発見が遅く
なり、むし歯が大きくなります。また、過去のかぶせ物の下部にむ
し歯が生じる傾向にあります。これらのむし歯は歯の根面に生じま
す。歯を失わないように注意を!!

あ
い
う
え
お
か
き
く
け
こ

◆加齢に伴う体の変化

①水分の減少：細胞外の水分は変化しないが、細胞内の水分は著しく低下する（若年期：老年期＝ 42％：33％）。

②タンパクの減少：コラーゲン、エラスチン、レクチンなどが減少。

③エネルギー需要の低下：インスリンの分泌の低下や空腹時の血糖値の低下などが続く。

④運動機能の低下：骨を支える筋力の低下。

⑤消化器の変化：胃が小さくなり、肝臓の重量の低下。

⑥呼吸器の変化：肺胞の拡張のための機能低下。

⑦循環器の変化：心臓のポンプ機能低下、血管の狭窄と硬化。

⑧神経の変化：中枢神経の細胞が減少し、パーキンソン病、アルツハイマー病の原因となる。

⑨泌尿器の変化：腎臓のネフロンの減少に伴い、糸球体濾過量の低下。

●高齢者の高血圧の特徴

血圧は年齢とともに上がり、60 歳以上の人の約 60％が高血圧と言われています。

その特徴は、

①上の血圧が高い。血圧が変動しやすい

②急に立ち上がった時や食後に血圧が下がる

③早朝の血圧が高い。夜間の血圧が下がらない

などです。血圧とは、血液が心臓から押し出されて血管（動脈）

を通る時に、血管の壁にかかる圧力のことです。

　診療室血圧が上の血圧（収縮期血圧）140mmHg 以上、または下の血圧（拡張期血圧）90mmHg 以上を高血圧としています。

●骨粗しょう症について

　骨は変化しないと思われますが、すごい速さで新陳代謝が行われています。実際に、1 年もかからずに全身の骨が新しい骨に入れ替わります。骨の新陳代謝は、ブロック塀の積み替えを行うようなものです。つまり、骨を壊す細胞と骨を作る細胞が仲良くカップルで存在します。壊す細胞が古いブロックを一つ外すと、作る細胞がすぐに新しいブロックをそこに埋め込みます。このように、常に新しい骨に入れ替わります。高齢者になると、壊す細胞が働き過ぎてしまい、作る細胞がブロックを積むのが追いつかない状態になることがあります。つまり、骨がやせて、折れやすくなるのです。この状態が骨粗しょう症です。骨粗しょう症に関しては、現在ではとてもよい薬があり、骨吸収抑制剤といい、内服や注射などで使用されています。この薬によって、骨粗しょう症の治療は進歩しました。

　しかし、少し困ったことがあります。薬を服用している人が、歯を抜いた際に感染を起こして、あごの骨が腐ることがあります。これを、骨吸収抑制剤関連顎骨壊死と言います。

　よって、抜歯以外の治療においてもお口の環境が悪いと顎骨壊死を起

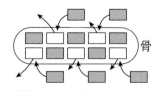

□：破骨細胞
■：造骨細胞

骨

こします。お口全体を清潔にすることが重要です。歯の治療を行う際には、骨吸収抑制剤を服用していることを、必ず歯医者にお伝えください。

◆お口と骨粗しょう症　≫服用している薬に注意!!

　骨粗しょう症は女性の高齢者によく認められ、破骨細胞（はこつさいぼう）の活動を阻害し骨の吸収を防ぐビスフォスフォネート（BP）を服用していることが多いです。

　2006年ごろからBPを使用している患者の一部で、あごの骨に壊死を起こすことが報告されました。

　このことから、抜歯（ばっし）などの外科的処置により壊死を起こす可能性を認めるため、歯科では処置前に少なくとも3カ月間BPの投与を中止する必要があります。注意が必要です。

●高額医療制度とは

　2017年度には、病院の窓口で支払う自己負担金は70歳未満で3割、70歳以上は2割、75歳以上は1割です。手術や長期療養ともなると、自己負担金が高額となります。高額医療制度は自己負担金が過重にならないように、月ごとの上限額を定めたものです。70歳以上の人であれば、自己負担金は数万円にとどまります。上限額を超えた金額は公的な医療制度が負担します。2020年、新型コロナウイルス感染症は、指定感染症ですので、基本的に医療費は負担なしです。

●国民健康保険（国保）について

　これは、75歳未満の自営業者、非正規労働者、無職の人たちが約3,299万人加入している公的医療保険です。以前は、市区町村が運営していました。国民健康保険は、会社員などが加入している健康保険組合に比べ、高齢者が多く、医療費がかかる傾向にあります。また、国民健康保険の加入者は低所得の方が多いため保険収入が少なく、2015年度の赤字総額は約2,800億円に上ることから、2018年度から各都道府県に国民健康保険の運営を移管することになりました。このことで、規模が大きくなるため財政面が安定するメリットがあります。ちなみに、保険料が少ないのは埼玉県です。

●子どもの医療費無料制度について

　2012年調査（大阪府）で、中学生の歯科検診を行ったところ、要治療と判断された子どもは31％（13.9万人）でありました。ところが、6割以上の人が未受診であり、むし歯がある人とない人の二極化が進んでいるようで、口腔崩壊を認めた中学校は32.7％でした。

　歯科医院に行かなかった子どもの理由として、歯の治療に痛みが伴うこと、部活動や学習塾などの習い事により時間が取れないとの意見がありました。加えて、保護者の無関心、ネグレクトなどとともに、格差と貧困、保護者の厳しい就労環境などが考えられます。以上のことを考えると、子どものためにお口の健康の改善に向けて、子どもの医療費無料制度を推進していくことは重要です。

　ちなみに、口腔崩壊とは、むし歯が10本以上あり、歯根しか残っ

あいうえおかきくけこ

ていない状態で、かむことが困難であるお
口のことを言います。

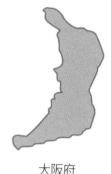

大阪府

●抗菌薬(抗生物質)はかぜには無効です‼

　かぜの大半はウイルスが原因のため抗菌薬は効きません。しかし、日本では、抗菌薬がかぜに効果があると思っている人が65％と言われています。抗菌薬・抗生物質は感染症の治療に欠かせない大切な薬です。自分自身が薬の恩恵を受けるには、薬剤耐性菌の出現を考慮して、適切な使用に努めることが重要です。

●抗菌薬は正しく‼

　近年、抗生物質の使いすぎが原因で、薬が効かない薬剤耐性菌の出現が大きな問題となっています。厚生労働省は薬剤耐性菌の拡大を防ぐために、「必要な時に正しく使う」ことを呼びかけています。中でも、複数の抗生物質を飲み過ぎると耐性菌の発生率が高くなるので注意を払う必要があります。医師、歯科医師、薬剤師にお薬手帳を提示することが重要です。

●コンピュータを用いた歯科治療 ≫CAD/CAMについて

　各種の製造業界で３Ｄプリンタを用いた製品開発が行われているのが現状です。歯科でも、コンピュータを用いて、つめ物やかぶせ物に関する研究が20年ほど前から行われています。最近、患者さん対して、金属を使用しない審美的なつめ物・かぶせ物（CAD/CAM）が保険適用となり、歯の種類によりますが、コンピュータを用いて白くてきれいな治療ができるようになりました。

　クラウドコンピューティングこと、クラウドは、ソフトやデータを自分のパソコンに保存して使うのではなく、巨大なサーバーからインターネット経由で、いつでもどこでも、どの端末でもサービスを利用することができる仕組みです。身近な例では、グーグルなどの映画配信、アップルなどの音楽配信があります。将来、このシステムは医療にも応用され、適切な治療に役立つでしょう。

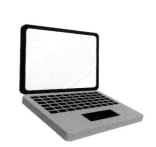

●口臭とは、「歯周病の発症のシグナルです」

　口臭の主な原因は歯の表面および歯ぐきに付着・蓄積したプラークです。特に、歯周病が進行すると、顕著になります。

　口臭のある人のほとんどは、お口の中の清掃状態の悪い人か、歯周の病気をもっている人です。つまり、お口の健康に対してトラブルをもっている人です。

　このことから、歯の周りの歯垢・歯石を除去し、お口の中を清掃

あいうえおかきくけこ

することにより、口臭は軽減・改善されます。

　口臭は歯垢中に生息する嫌気性菌（けんき）が増加し、タンパク質を分解して、硫化水素、メチルカプタンなどの揮発性物質（きはつ）を産生し、たとえば、生ごみ臭などの腐った臭いを呈します。

　「口臭は歯周病の発症のシグナルです」

●口腔がん（こうくう）について

　口腔がんの発症は、胃・大腸・肺・肝臓・乳がんと比べて希少でありますが、粘膜上皮（ねんまくじょうひ）に発症する場合が多く、その中でも扁平上皮（へんぺい）がんが80％以上を占めています。また、口腔がんの好発部位は1：舌（ぜつ）（55.2％）、2：上顎の歯肉（じょうがく）（11.8％）、3：口腔底（11.4％）、4：下顎の歯肉（9.0％）、5：頬の歯肉（ほほ）（6.2％）、6：上顎（3.1％）であり、その中でも舌がんが最も多い傾向にあります。

　口腔がんは早期に発見すれば治癒率も高く命の危険性は低いと言われています。先進国では早期発見のために蛍光観察装置を用いた検診が以前から普及しており、口腔がんによる死亡者が年々減少しています。その一方で日本では検診が普及していないため、重症化してから発見される場合が多く、他のがんと比べて発生率は低いものの死亡者が年々増加しています。

　そのため近年、日本においても口腔がんを早期発見するための前検査として、蛍光観察装置を用いた検査が普及してきており、初期の粘膜疾患（しっかん）を発見できるようになってきました。この蛍光観察装置は青色のLED光を口腔粘膜に照射して口腔粘膜から発せられる蛍光を撮影する装置で、健常な部位は明るく、異変がある部位は暗く

撮影されます。この装置を用いた検査は患者さんへの侵襲はなく、短時間で終了することができます。しかし、この検査はあくまでもスクリーニング的なものであるため、疑わしい部位が発見された場合は、最終的に専門医で細胞診などの精密検査を行ってもらう必要があります。口腔内の粘膜上皮表面に発症した異変、例えば白斑・紅斑・びらん・潰瘍などは日常生活や歯科診療の中で目視にて観察できるため、歯科医院で簡単なこの検査を受診していただき、粘膜疾患を早期に発見する、または問題がないという安心感を得ることが重要と思われます。

　口腔内の細胞は約2週間程度で入れかわると言われていますので、もし口内炎、できもの、しこり、爛れなどが2週間以上治らない場合は、歯科医院で検査を受診されることをお勧めします。

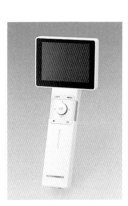

蛍光観察装置（松風）

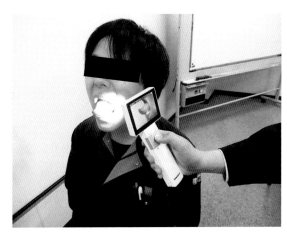

蛍光観察による検査風景

●細菌こと、お口の細菌（口腔フローラ）について

　口の中には、数多くの種類の細菌が常在し、それらの口腔常在菌はほとんど毒性はなく、善玉菌が優位に生息しており、生体の健康維持に役立っています。しかしながら、むし歯および歯周病などにより歯を喪失すると、口腔環境が変化し、口の中のある種の細菌が口腔内にバイオフィルムを形成し、むし歯、歯周病のみならず脳出血、脳梗塞、心疾患および肺炎を引き起こすことが報告されています。

◆口腔常在菌とバイオフィルムは

　口の中には 300 種以上の細菌が生息しています。その多くは病原性を有しない（善玉菌）と言われています。口腔常在菌には、発育に酸素を必要とする細菌と酸素を必要としない細菌があり、前者を好気性菌および通性嫌気性菌、後者を偏性嫌気性菌と言います。

　むし歯の原因菌として通性嫌気性菌のミュータンス・ストレプトコッキー（*mutans streptococci*）が注目され、また歯周病においては、偏性嫌気性菌のプロボテラ・インターメディア（*Prevotera intermiedia*）、ポルフィロモナズ・ジンジバーリス（*Porpyromonas gingivalis*）が原因菌です。好気性菌の中では、カンジダ菌（*candida*）が口腔疾患に関与していることが確認されています。口の中の細菌はほとんどが毒性を認めませんが、歯の表面・歯の周囲および口腔粘膜にある特定の細菌が付着・集積し、それらの細菌がバイオフィルムを形成すると、口腔にさまざまな疾患を引き起こすと

ともに、肺炎、心疾患、脳梗塞をも引き起こすことが明らかとなり、口の中の細菌が、口腔のみならず全身に影響を及ぼします。

　バイオフィルムは、むし歯および歯周病の原因菌の集合体です。すなわち、よく言われている歯垢ことデンタルプラークは、多くの細菌が塊った集合体であり、その中の細菌が菌相互間のサバイバルゲームが生じ、生き残った特定細菌が主体となり集合体を形成し、バイオフィルムが構築されます。

　以上のように、口腔細菌はほとんどが善玉菌ですが、ある種の細菌がバイオフィルムを形成すると病原性を発揮し、口腔のみならず全身にも影響を及ぼすことが注目されています。

◆歯の再植について

　子どもの歯の外傷は増加傾向にあります。理由として、１〜３歳児の乳歯では、畳やじゅうたんが減り、フローリングが主流であること、また、遊びの場所の変化が考えられます。また、７〜８歳の学童期の永久歯の外傷については、スポーツに打ち込む児童と運動能力が劣る児童に歯の外傷が増加傾向にあります。

　外傷で歯が脱落した場合は、冷たい牛乳に脱落した歯を入れ、保存して歯科医院を訪れ、再植を試みることが望ましいです。やっていけないことは、脱落した歯のアルコール保存、流水下で長く洗わないこてで、洗う場合は，数十秒程度が望ましいです。その理由は歯根面周囲の組織（歯根膜）が歯の再植に重要な役割を果たすためです。

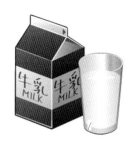

さしすせそたちつてと

◆歯の幹細胞

「幹細胞」は、複数系統の細胞に分化できる能力と、細胞分裂を経ても多分化能を維持できる能力を併せもつ細胞のことです。

最近、名古屋大学の研究チームが、人の歯（乳歯、親知らず）から取り出した歯ズイ（歯の神経）幹細胞を、セキズイを損傷したラットに移植すると、中枢神経（ちゅうすう）が再生し、下肢（かし）の運動機能力が回復することを明らかにしました。

このことから、セキズイ損傷治療に歯の幹細胞が応用できる可能性を確認しています。

し

●歯周病について
≫歯を失う国民病です。全身に影響を及ぼします

歯周病とは、歯根の周りの病気です。その周囲に付着したプラーク中の細菌が原因で炎症が起こります。治療せずに放置すると歯を支える骨がなくなり、歯が動きかむことが不十分となり、最後には歯がなくなります。

歯肉炎は歯肉（歯ぐき）の病気です。歯肉炎は歯周病の予備軍と言われています。

また、歯周病の原因菌は動脈硬化、心筋梗塞（こうそく）を誘発する可能性があり、全身に影響を及ぼすことから注意が必要です。

治療方法として、

・プラークコントロール

・スケーリング、ルートプレーニング

・**歯周外科**　などがあります。

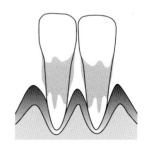

◆エックス線検査

　歯、骨は硬い組織であることから、内部をみることができません。そのためエックス線（レントゲン）を使用します。

　歯科では、お口の中にフィルムを入れて部分的に撮影する方法（**a**）と、お口の全体を撮影する方法（**b**）があります。また、より詳しいお口の環境を得るために CT（コンピュータトモグラフィー）などを用います（**c**）。CT とは、エックス線コンピュータ断層撮影のことです。

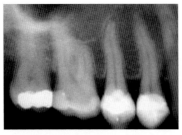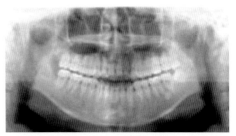

a：デンタルエックス線写真　　b：パノラマエックス線写真

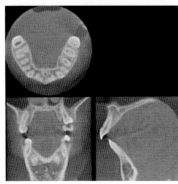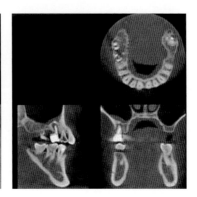

c：CT写真

●歯周病を治療するための検査

　歯周病治療を行うために、

①プラークの歯への付着状態を知るための検査

②歯と歯ぐきのすき間（歯周ポケットと言います）の深さを知るための検査

③歯の動揺の度合を調べる検査

④歯周病の進行度合を把握する体外診断検査

　を行います。

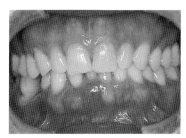
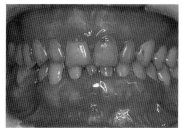

すなわち、

①プラーク染め出し用の赤や紫色などの着色液を歯の表面およびその周囲に塗り、色が染まったプラークの位置を確認します。これによって、ブラッシングの方法を指導します。

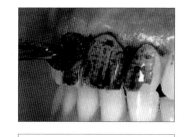

②歯周ポケット（歯と歯ぐきのすき間）の検査

　ポケット測定用の器具を、歯と歯ぐきの間に挿入し、歯周ポケットの深さを測定します。

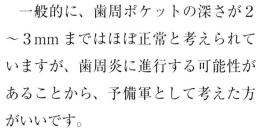

　一般的に、歯周ポケットの深さが2～3mmまではほぼ正常と考えられていますが、歯周炎に進行する可能性があることから、予備軍として考えた方がいいです。

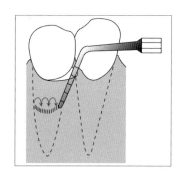

　歯周ポケットの深さが4mm以上になると、歯の周りの組織は破壊されている状態にあることから、治療が必要であり、放置すると歯を失うことになります。

さしすせそたちつてと

③歯の動揺度の検査

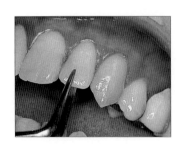

　この検査は、歯の動揺の程度を調べ
るもので、歯の動きの方向や度合を知
ることにより、歯の周囲の骨の破壊の
程度がわかります。

　また、検査時の痛みの有無で歯周炎
の進行度が判断されます。

　いずれにせよ、歯の動揺が激しい時
は重症です。

④歯周病の進行度合いを把握する体外診断検査

　体外診断検査には、①ポケット内に存在するプラークから特定の
歯周病原細菌数を測定する方法、②だ液中に含まれる血液（ヘモグ
ロビン）量を測定する方法、③細菌の毒素によって歯周組織が破壊
されて放出されるバイオマーカーを歯と歯ぐきのすき間（歯肉溝）
から出る滲出液を用いて測定する方法などがあります。

　最近発売されたPTMキット（松風）は、歯周組織の破壊によっ
て放出された酵素（AST：アスパラギン酸アミノトランスフェラーゼ）
の量を滲出液から測定し、歯周組織の炎症程度を4段階に判定でき
る客観性の高い体外診断用医薬品です。

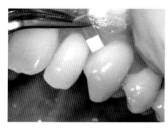

ストリップスを歯と歯ぐきのすき間（歯周ポケット）に挿入

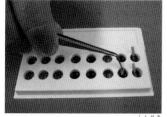

ストリップスを指示薬に浸漬

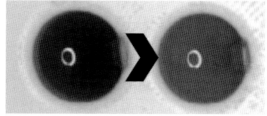

色の変化による客観的評価

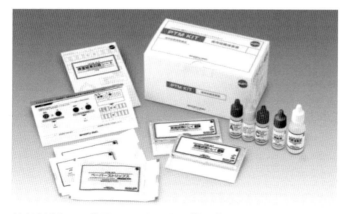

体外診断用医薬品 PTM キット（松風）

さ

し

す

せ

そ

た

ち

つ

て

と

85

●歯周病の治療

1 プラークコントロールとは

　歯の表面およびその周囲にすでに付着しているプラークの除去とその防止を目的としています。すなわち、歯ミガキ、ことブラッシングのことです。

　ブラッシングは、プラークの除去に加えて歯肉をマッサージし、血行をよくすることです。ブラッシングの方法には数多くありますが、プラークの除去は歯ブラシの毛先で行うことが重要です。

　一般的に1～2カ月で歯ブラシを交換することが望ましいです。

　歯周病の場合は軟毛のものがいいです。硬い歯ブラシは歯などを傷つける可能性があります。

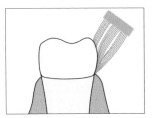
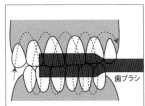
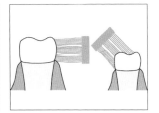
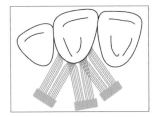
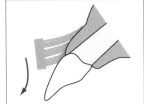
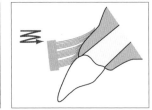

2 スケーリング・ルートプレーニングとは

　スケーリングとは、歯の表面に付着している歯の汚れ、ことプラークおよび歯石を取り除く操作のことです。

その汚れは主として、歯と歯の間および歯と歯ぐきの境目に生じ、歯ブラシで取り除くのが困難な場所を対象に、特別な器具を用いて取り除くことです。

また、ルートプレーニングとは、歯根の表面を滑沢（かったく）にすることです。

すなわち、歯周病が進行すると歯根の表面が露出し、その表面にプラークなどの汚れが付着しやすいのです。

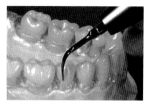
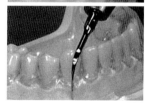

スケーリング

その汚れを取り除くことにより、歯周病の進行をとどめることができます。よって、ルートプレーニングは歯周病の治療にたいへん重要です。

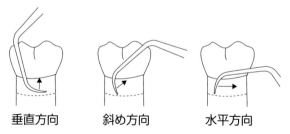

垂直方向　　　斜め方向　　　水平方向

☆スケーリング・ルートプレーニングはどのように行なうか

①手用スケーラー　　　　　②超音波スケーラー

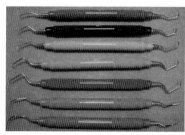
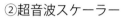
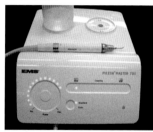

さしすせそたちつてと

これにはスケーラーと言う器具を用います。2種のものがあります。

手用スケーラーは、鋭利な刃先で歯石やプラークを取り除きます。

超音波スケーラーは、刃先に超音波を発振させることにより、クリーニング効率をアップさせる器具です。

🔳3 外科的な歯周病の治療

基本的な治療で歯根の部分のプラーク・歯石などを取り除くことができなかった時に、外科的な治療を行います。

外科的な治療を行う症例は、歯の周りの病気が進行性であり、重度の病気です。

すなわち、歯根の周囲は、プラーク・歯石の付着が著しく、歯を支えている骨の吸収が重度な状態で、歯の保存が困難なケースです。

そのため、根の表面を滑沢（かったく）にし、健康な歯ぐきを根の表面に付着する必要があります。これを、「歯肉付着術」と呼んでいます。

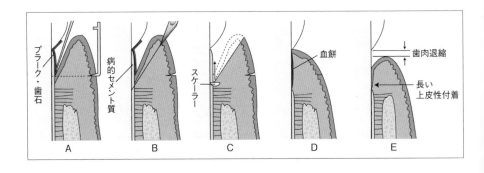

●歯周病は、歯を失う病気です ≫歯生活が重要です

　40歳を過ぎると、歯周病で歯を喪失する傾向が高くなります。

　20歳ごろから歯肉に炎症が起こり、30〜40歳ごろに歯の周囲に歯周炎が発症し、50歳ごろに進行する確率は80％と言われています。

　このようなことから、「歯周病は生活習慣病」とされています。歯周病は、食事や歯ミガキ、過労、喫煙などと密接に関係していることが判明しています。

　「歯周病の発症には、口臭の有無が大きな目安となります」

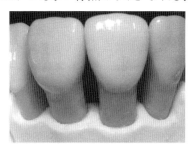

●歯周病とは、「歯肉炎」と「歯周炎」の総称です

　歯周病は、歯の周りの歯ぐきと歯の周囲の骨に炎症が及ぶことによって起こります。

　その炎症の原因は、歯の周りに付着しているプラーク（歯垢＝バイオフィルム）の存在です。

　この病気は、「歯肉炎」→「歯周炎」→「重度の歯周炎」の順で進行します。

　歯肉炎の時は、歯ミガキの時に出血を認めます。歯周炎に進行すると、歯と歯ぐきとの間にすき間が生じ、これを「歯周ポケット」

さ
し
す
せ
そ
た
ち
つ
て
と

89

と言い、いわゆるポケットのようなものが歯の周りに形成され、プラークがたまりやすい状態が生じます。

　その後、炎症が進行すると、歯を支えている骨が吸収し、破壊され、歯ぐきに腫脹（腫れ）、口臭、および出血を認めます。さらに放置すると、歯の動揺を自覚し、その後、歯を失います。

　「歯周病の原因は、歯のプラーク、ことバイオフィルムが主役と言われています」

◆プラーク検査とは

　プラークは一口に言って、細菌のかたまりのことです。

　その細菌は、お口の中に生息しています（「口腔常在菌」と言います）。

　プラークの存在は「染め出し法」で確認できます。

　染め出し法とは、赤や紫色などの素剤を歯の表面に作用させ、プラークの存在があれば染色され、プラークの付着状態を確認することができるのです。

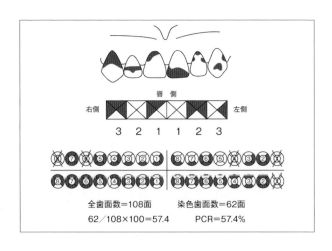

90

●歯周ポケットとは　≫歯周病の発症の主役です

　歯と歯ぐきとの間のみぞのことを歯周ポケットと言います。なお歯周ポケットは、歯の周りが健康な時には存在しません。

　歯科医師は、歯周ポケットの深さをミリ単位で測定します（A―Bの深さ）。この検査は歯の周りの状態を知るために重要です。

　歯周ポケットは洋服の胸ポケットのようなもので、浅いポケットの中のものは取りやすいですが、深いポケットのものは取りにくいものです。

　つまり、深い歯周ポケットの中の歯垢・歯石は、歯ブラシで取り除くことが困難です。歯周ポケットの深さが4mm以上になると、歯科医師は専門的な器具を用いて、歯垢・歯石を除去します。よって歯周治療を行う上で、歯周ポケットの検査はとても重要なものです。

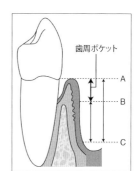

歯周ポケット

●歯周ポケット検査とは

　この検査は、歯周病の有無を調べるために行うものです。

　歯周病は、歯を支える骨がなくなる病気です。歯周ポケットの形成がその発症に重要な役割を果たします。

　歯の周囲に付着したプラーク中の細菌などによって、歯を支える周りの組織が破壊され、歯と歯肉との間にポケット状の隙間が生じます。

したがって、歯周病の診断には歯周ポケットの深さを検査する必要があるのです。

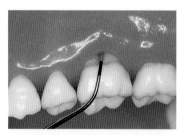

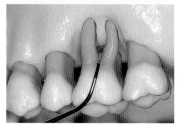

●歯周病とバイオフイルム　≫歯周病は感染症

　歯周病は、最も罹患率（りかん）の高い感染症であり、口腔（こうくう）細菌によって引き起こされます。

　歯周病が進行すると、歯を支える骨などの組織が破壊され、ついには歯が抜けてしまいます。

　歯周病の中で難治性のものは７～９％と言われており、有効な治療法はないとされています。

　バイオフィルムとは、特定の歯周病原因菌が集合体を形成したものです。薬物が浸透しにくい状態にあります。この集合体が歯周病の発症と進行に関与しています。ポルフィロモナス・ジンジバリス（*Porpyromonas gingivalis*）が集合体に占める割合が高いです。

　薬物療法として、歯周ポケット内に塩酸テトラサイクリンと言う抗生物質が応用されています。また近年、ジスロマックと言う薬物の投薬が有効であることも明らかになりました。

●歯周病は「沈黙の病気」です　≫成人の8割が歯周病 !!

　世界中で最も多くの人がかかる感染症は、カビと歯周病と言われています。日本でも成人の８割が歯周病の症状があると言われています。

　歯周病は、お口の中の細菌によって引き起こされる感染症です。お口の中には 300 種類以上の細菌が生息し、その１割が歯周病に関係していると言われています。歯周病は歯肉炎と歯周炎の総称です。

　歯肉炎とは歯ぐきだけに起こる病気で、それが進行すると、歯を支える骨を含む組織にまで炎症が及び、歯周炎となります。

　歯周炎は歯肉の表面から内部に向けて炎症が進むため、病状の悪化に気づきにくいのです。

　このため歯周病は「沈黙の病気」と言われています。

◆なぜ、歯の周囲にプラークが蓄積すると痛み・腫れが生じる？

　歯周炎が進行すると、痛み・腫れを自覚することがあります。

　その要因は、歯周ポケット内に蓄積したプラークおよび不適切なかみ合わせが主たる原因です。

　歯周炎の進行に関与する数種の細菌がポケット内で増殖し、歯を支える骨の吸収が始まり、ポケット内で蓄積したプラークの刺激によって痛みおよび腫れが生じます。

　治療法は、ポケット内のプラークの除去を行い、歯根の表面に付着している感染物を機械的に数回に分けて取り除きます。

　ここで、知っておくべきことがあります。お口の中の細菌、つまりお口の中に形成されたプラーク中の細菌が全身に影響を及ぼ

さ

し

す

せ

そ

た

ち

つ

て

と

すことが明らかになり、プラークが血管系疾患、誤嚥性肺炎を引き起こす可能性があることです。

　とくに、高齢者の人たちは健康維持のために、プラークコントロールが重要です。

◆20代に歯肉炎の発症率が高いと言われています

　国の口腔衛生事業の充実に伴い、小、中学生のむし歯の発症率は低くなりましたが、近年、20代の人たちに歯肉炎の発症率が高くなる傾向にあります。

　その要因として、不適切なブラッシングがあげられます。この世代の人たちは、小学生のころに口腔衛生指導を受けており、ブラッシングの習慣を有していますが、あごの成長および歯の萌出の完成からプラークの付着しやすい部位が生じます。よって、歯と歯ぐきのところのブラッシングの不備から、成熟したプラークを認め、時として歯石を認めることがあります。

　このようなことから、歯ぐき付近の成熟したプラークの刺激により歯肉に炎症が生じやすくなります。これを放置すると将来、歯周病を生じやすくなる可能性が高いのです。

　20代の人たちは、とくに歯ぐきの境い目のブラッシングの強化を図る必要があります。

●歯周病の予防には歯ブラシが大切です

　プラークは歯と歯の間、歯と歯ぐきの境い目のところに付着しやすい傾向にあります。

　歯周病の予防には、これらのところに着目したブラッシングが必要です。その一方、歯ブラシの毛が届きにくい場所でもあります。

　歯と歯ぐきの境い目については、歯ブラシの毛先を歯に対して45°の角度であて、軽い力で細かく前後に動かしてみがくことが重要です。

　歯と歯の間については、歯間ブラシ、フロスを便用すると、歯垢をほとんど除去することができます。(P86参照)

◆歯ブラシだけで歯垢は落とせるか？

　歯と歯、歯と歯ぐきの境い目に歯垢がたまりやすいことから、それを除去することが重要です。

　その歯垢中には歯周病の原因菌が生息しており、歯周ポケットが形成されます。

歯ブラシの歯垢除去率

歯ブラシのみ	61.2%
歯ブラシ＋デンタルフロス	79.0%
歯ブラシ＋歯間ブラシ	84.0%

☆歯周病の予防には、歯ブラシと歯間ブラシの併用が重要です。

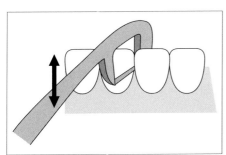

デンタルフロス

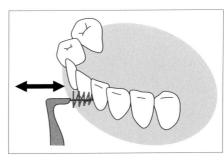

歯間ブラシ

◆歯ブラシは毛先が大切です

　歯ブラシに求められるのは、歯と歯の間や、歯と歯ぐきの間などの狭いところに届くことです。

　そこで重要なのは、歯ブラシの毛先です。

　毛先は2つに区別され、先細タイプと球タイプがあります。

　先細タイプの歯ブラシは、歯と歯ぐきの間の狭いところをしっかりみがくことができるため、歯周病が気になる人に適しています。

　球タイプは、歯と歯の間や歯のみぞを効率的にみがくことができます。むし歯の予防に適しています。小さなお子さまに適しています。

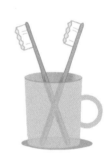

　つまり、一人ひとりに合った歯ブラシを選ぶには、毛先の形が重要なのです。

◆寝る前の歯ミガキは有効　≫プラークは夜作られます

　歯周病、むし歯はお口の細菌によって引き起こされますが、食生活、喫煙、飲酒などの生活習慣とも関係しており、歯ミガキの生活習慣が重要です。

　日常は、食事をしたり、お茶を飲んだり、会話をしたりして、お口の中は流動的で、お口の中の細菌が定着しにくい状態にあります。

　これに対して睡眠時は、お口の環境は一定であり、だ液の分泌も少ないのです。このような状態は、歯周病菌、むし歯菌にとっ

て最適で増殖しやすい状態にあり、歯垢の形成がされやすいです。

　このために、就寝前に歯の表面およびその周囲の細菌を歯ミガキ、つまりブラッシングにより除去することが重要です。

　日常、鏡の前で歯ぐきが赤くなったり腫れたりしていないか、歯と歯ぐきの境い目から出血していないか、チェックする習慣を身につけたいものです。

　また、「みがいている」のと「みがけている」との違いは大きいものです。

　歯科医院で定期的な歯ミガキのチェックを受けましょう。

●歯周病の治療には、長い期間を要します

　歯周病は口腔細菌により引き起こされる内因感染症であり、歯の周り（歯周ポケット）に悪玉菌が付着・増殖することにより歯周病は進行し、慢性経過をたどります。

　Socransky らは、歯周病の進行は、歯の周りの組織の破壊が急激に起こる期間の短い急性期と、ほとんど破壊が起こらない期間の長い緩解期とからなり、両期が長期にわたり繰り返し起こることを明らかにしました。

　歯周病の治療は、その進行を抑えることが重要ですが、同時に非常に困難であり、いろいろな方面から研究がさかんに行われていますが、その治療に長い期間を要するのが現状です。

　歯周病における治療のゴールは、多

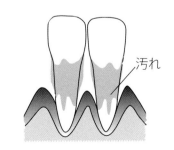

汚れ

くの場合、歯の周りの組織の破壊の進行をスローダウンさせて、歯の機能を長期にわたり維持させることにあります。

●歯周病と糖尿病（2型）　注意!!

　糖尿病による高血糖が持続すると、網膜症、腎症、神経障害などの合併症が起こりますが、それらに加えて歯周病も合併症の一つとして注目されています。

　歯周病と糖尿病の悪化との間に関係があり、歯周治療により、血糖コントロール（HbA1c）が改善されることが注目されています。

　「糖尿病患者には、積極的な歯周病予防が重要です」

　また、肥満が歯周病の進行に関係していると言われています。

　歯周治療を行うことによって、LDL コレステロール値、総コレステロール値が減少したとの報告もされています。

●歯周病と骨粗しょう症　注意!!

　骨は添加と吸収を繰り返しています。

　骨粗しょう症は、そのバランスが吸収に傾き、骨の密度、骨質の低下が起こります。

　骨粗しょう症患者の歯周病の進行は早く、その治療に関しては、骨粗しょう症治療薬（ビスフォスフォネート剤など）が服用されていることから、歯周病の治療中に骨壊死を起こす可能性があります。

　歯周病の治療に十分の注意を払う必要があります。

●歯周病と肺炎・気管支炎　注意‼

　高齢者は肺炎を併発しやすいです。

　歯周病に関係する菌を食べ物などと一緒に「誤嚥」することで、肺炎を引き起こすことがあります。これを「誤嚥性肺炎」と言います。

　これは嚥下機能（飲み込むこと）の低下によって引き起こされるもので、高齢者や病人などには注意が必要です。

●歯周病と動脈硬化

　歯周病によって失った歯の本数と動脈硬化の悪化の程度との間に関係があります。すなわち、これまでの動物実験や臨床研究で、歯周病原細菌によって炎症が起こると、炎症性物質が血管内に入り込み、血管内面が傷つき動脈硬化を引き起こします。心筋梗塞は心臓の筋肉に酸素や栄養素を運ぶ冠動脈が細くなったり血栓などで詰まったりして起こります。歯周病の進行が心疾患に影響を及ぼします。

●歯性感染症　≫重症化すると生命に関わります

　東海大学病院において、血圧が40、心拍数が128で、40℃の発熱で緊急手術を行った患者さんの診断名は、むし歯が原因の歯性感染症でした。このような歯性感染症の患者さんが、1カ月に1人以上来院するとの報告があります。むし歯および歯周病は命に関わる感染症です。

●心筋梗塞・カテーテル法について

　心筋梗塞は心臓の冠動脈が閉塞することによって起こります。

　カテーテル治療は40年前にスイスで行われました。バルーンカテーテル法で細い風船で血管を広げる方法です。30％の患者で再治療が必要でしたが、世界中に広がりました（第1ステージ）。

　急性の閉塞は重大な合併症です。これを解決するために，ステントで血管内部を押し広げる方法が開発されました（第2ステージ）。

　ステントは金属で異物であることから、再発が1カ月で4～8％でありました。この問題を解決したのが、抗血小板薬の開発です。ステントの血栓性閉塞症は0.5％に減少しました。しかし、ステント法では慢性期再狭窄を解決した訳ではありません。その後、薬物溶出性のステントが開発されました（第3ステージ）。

　しかしながら、金属性のステントはあくまでも異物です。現在、ポリ乳酸の植物由来のバイオプラスチックのステントが開発され、これは溶けて消えてしまいます（第4ステージ）。

　このステントが2020年に保険適用されました。

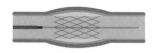

●心臓病予防のための食べ物

「これさえ食べれば安心」というものはありません。

美味しく食べ続けられるものが条件です。

ポリフェノールは身体によいと言われていますが、赤ワインを飲み続けるとアルコールが問題であり、また、ポリフェノールを多く含むダークチョコレートがありますが、糖尿病の人にはあまり勧められません。

健康に効果的とされているオメガ３脂肪酸はナッツ類に含まれています。１日に一つかみが適当と言われています。飲み物では、緑茶を毎日４杯程度、併せてコーヒーも、高血圧症の人はカフェインに注意を払う必要があります。いずれにせよ、大事なのは正しい情報を知ることです。

●心臓マッサージを優先に

目の前で人が倒れ、心臓や呼吸が止まっていた時に、心臓マッサージをまず先に行うことが重要です。

「心臓マッサージは、手のひらを重ねた両手を胸の真ん中に置いて、５cm沈むくらい、１分間に約100回強く早く、体重をかけて押すことを繰り返します」

また、その間にAED（自動体外除細動器）を探し、119番通報を行います。

心臓マッサージの優先は、2010年に米国のガイドラインに認められました。

●睡眠時無呼吸症について　≫中年男性の4分の1に!!

　これは、睡眠中に無呼吸を繰り返す疾患（しっかん）で、十分な睡眠がとれず、日中に強い睡眠や集中力の低下を認め、居眠り運転などを引き起こすことがあります。

　睡眠時の気道閉塞（へいそく）によって無呼吸が引き起こされます。無呼吸が1時間に5回以上あると、病気であると診断されます。中高年男性の4人に1人が無呼吸症候群と言われています。肥満との関係があり、舌やノドの周りに余分な脂肪があると上気道が狭くなりやすくなります。

　仰向け（あおむ）で寝ると、舌の付け根がノドの奥に落ち込み無呼吸になりやすいので、横向きで寝るようにしましょう。

　治療としては、お口の中にマウスガードのような装着物（スプリント）を使用することが有効とされています。装着することにより、鼻から気道へ一定の圧の空気が送り込まれ、気道がつねに陽圧の状態となり、気道の閉塞が防げます。

　全身的な要因も考えられることから、医科医療機関での受診をお勧めします。

●スポーツと口・歯　≫マウスガードについて

外傷で歯を1本失うと、8人で野球を行うようなものです。
歯を守ることは大切です。

・マウスガードとは

マウスガードはお口の中の歯やあごなどを破折や脱臼から守る保
護装置です。

マウスガードは激しい外力からあごやお口の周りへの衝撃を緩和
し、歯の破折やあごの骨の骨折、舌、口唇、歯ぐきなどの口腔内軟
組織を外傷から守るものです。

・マウスガードの効果

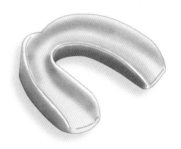

①歯の破折、脱臼の予防
②顎関節の保護
③脳しんとうの予防
④口唇およびお口の中の裂傷予防
⑤あごの骨の骨折防止

・マウスガードを装着するスポーツ

ボクシング、キックボクシング、アメリカンフットボール、ラグビー、
アイスホッケー、インラインホッケー、空手、ラクロス（女子）、テ
コンドー　など

さしすせそたちつてと

・カスタムメイドタイプ（歯科医師がつくる）

　歯科医師がつくるカスタムメイドタイプは、選手個々のお口の中の状態に合ったものがつくれるため、違和感の少ない適合性のよいものができます。

・カスタムメイドタイプのマウスガードの利点

①違和感が少ない

②適合性がよい

③落ちにくい

④息苦しさがない

⑤発音障害が少ない

◆運動時に歯が抜けた時、何をすればいいのですか？

　アメリカンフットボール、ラグビー、サッカーなどのコンタクトスポーツを行う際に、歯にダメージを受け、歯が抜けることがあります。

　このことから、歯の外傷を防ぐためにマウスガードを装着することが義務づけられる方向にあります。

　スポーツ時の歯への外傷により、歯が抜けた時に知っておいてほしいことがあります。抜けた歯の根っこを触らず、汚れがあれば軽く流水ですすぎ、歯を袋などに入れ、そこに牛乳もしくは生理食塩水などを入れて保存し、歯科医院へ行ってください。

　可能であれば、もう一度、歯を再植することができます。このことを知っておいてください。

●スポーツ外傷により、歯が変色することがあります
注意!!

　スポーツなどで歯に外傷を受けた際に、その折には症状は認めないが、数年後、外傷した歯に変色を認めることがあります。

　その原因としては、歯の中の歯ズイが損傷して血行が停止し、歯ズイ壊死（死んだ状態）におちいります。次いで、歯ズイが腐敗した状態となり、歯の内側の組織の象牙質が徐々に変色していきます。その後、むし歯がなくても放置していると、腐敗した歯ズイにより歯根の先端部に病巣が生じます。この時にはなんらかの症状を認め、歯根の治療が必要で、かぶせ物の処置を行うことがあります。

　外傷を受けた歯については、とくに注意を払うことが重要です。

●スポーツドリンクについて

　日本のスポーツドリンクでは、ポカリスエットとアクエリアスが有名ですが、最初のスポーツドリンクは1965年に米国フロリダ大学で開発されたゲータレード（市場で1位）です。スポーツドリンクは体とのど、口の渇きを癒すだけでなく、パフォーマンスの維持向上にも役立ちます。しかし、スポーツドリンクは酸性飲料であることから、ペットボトル症候群を引き起こすことがあるので、水の代わりに飲み続けることは避けるべきです。注意を!!

さ

し

す

せ

そ

た

ち

つ

て

と

●スポーツの疲労骨折とは

　身体をきたえているアスリートは、よほどの衝撃が加わらないと骨折しません。しかし、アスリートでも繰り返しの衝撃を受けた時に骨折することがあります。これを疲労骨折と言います。症状としては、骨折ですから痛みはありますが、足の骨折でも歩くことができることから、筋肉痛などと間違えることがあります。初期の疲労骨折は単純エックス線写真ではわかりません。発見にはMRI検診が必要です。疲労骨折の治療は安静が第一です。通常２～３カ月で復帰できます。

せ、そ

●セメントと歯科

　歯科では、一般的なセメントと異なり、かぶせ物やつめ物を着ける時に用いる接着剤のことをセメントと言います。

　そのセメントについては、３つに大別されます。すなわち、リン酸亜鉛セメント、グラスアイオノマーセメント、レジンセメントの３つです。

　リン酸亜鉛セメントは最も古いセメントで、接着力がないため現在ほとんど使用されていません。

　残りの２つのグラスアイオノマーセメントおよびレジンセメントは歯に接着し、治療によく使用されます。中でも、レジンセメントの接着力は強く、レジン（プラスチックのような高分子材料）成分

が歯質に浸透し、歯質と一体化することによって強い接着力を発揮します。

●洗口剤

口の病気は口腔細菌の悪玉菌が増殖することによって起こります。そのため、洗口は重要です。現在、洗口剤として、持続的な殺菌効果のあるクロルヘキシジンが注目されています。

現在、医薬部外品のコンクールＦ、サンスターバトラー CHX 洗口剤が市販されています。

これらの洗口液には、殺菌剤クロルヘキシジングルコン酸塩が0.05％以下含有されており、安全であり、プラークの形成の抑制が期待されます。洗口剤はむし歯、歯周病の予防に重要な役割を果たします。欧米でも使用されています。

なお、高濃度のクロルヘキシジングルコン酸塩 0.8％溶液を含む洗口剤はショック症例発生の可能性があることから、生産中止となりました。

●舌

舌は味を感じる味蕾を持ち、甘み（舌先端部）、にがみ（舌体の奥）、酸味（舌体の奥の両側）、を感知します。高齢者になると味蕾の中の味細胞が半分以下となり、味覚は鈍くなります。味細胞は 10 ～ 20日のサイクルで新しい細胞に変わります。また、口の中にも味蕾を持っています。

●舌の色が体調に関係します

　舌はいろいろな機能をもっています。摂食、嚥下、味覚、発音の機能をもち、食べ物の硬さ、形、温度などを感知します。

　舌の色調や機能に異常をきたす要因には、ビタミン不足、熱性疾患やウイルス性疾患、喫煙、神経性疾患、貧血、消化器疾患、薬剤の副作用があげられ、さまざまな全身状態が舌に反映されます。

・舌そのものが白い時　→　貧血および栄養不良が疑われます。

・舌の表面に白いものが覆っている時

　　　→　食道および胃腸が悪い状態にあるか、タバコの本数が多い
　　　　　時にみられます。

・舌の先端だけが赤い時

　　　→　気管支炎・ストレス・咽頭に炎症・かぜが疑われます。

・舌苔が黒い時　→　高熱・脱水傾向・感染症が疑われます。

・舌にみぞや亀裂がある時　→　貧血・脱水傾向が疑われます。

・舌に赤や黒い斑点がある時

　　　→　冷え症・末梢血行不良・筋肉のうっ血傾向が疑われます。

●舌と味覚障害について　≫舌を清潔に !!

　味覚障害は、食生活の偏りによる亜鉛不足やストレスが原因と言われています。

　味を直接感じるのは、舌に分布している「味蕾」と言う味のセンサーです。味覚の正常な働きに、血液中のごく微量の亜鉛が関与しています。この亜鉛は、食物のカキやイワシに多く含まれています。

108

　糖尿病などの治療薬の中には亜鉛を排除する成分が含まれていることから、服用すると食べ物が苦く感じることがあります。

　バランスの悪い食事は、味覚障害を起こすことがありますので注意する必要があります。また、ストレスについても原因となります。

　舌の上の面（舌背）に苔のようなものが付着することがあり、これを舌苔と呼んでいます。この舌苔は病的なものではありませんが、味覚障害の原因になることがあります。

　舌の清掃には舌ブラシと洗口剤の併用が有効です。

●生活習慣病

　糖尿病、脂質異常症、高血圧症は死の三重奏と言われています。また、歯周病も慢性疾患であり、40 歳以上の国民の 8 割が罹患しており、生活習慣病です。

『重篤な病気の入り口となる疾患』

・歯周病：歯周病が進むと、血糖値が高くなる傾向にあり、歯周病は糖尿病の合併症と言われています。

・高血圧症：血管内に汚れがつき、血流が悪くなると、心臓が末端まで血液を運ぼうと圧力を高めます。その結果、高血圧を引き起こし、動脈硬化から脳疾患や心疾患を招くリスクが生じます。

・脂質異常症：動物性脂肪やコレステロールを多く含む食品や飲酒を好む人が要注意です。こちらも動脈硬化を引き起こします。

・糖尿病：膵臓が分泌するインスリンの作用が悪くなり、血糖値が高くなる病気です。血管障害など危険な病気につながり、患者数は1,000万人いると言われています。

・骨粗しょう症：女性ホルモンのエストロゲンの減少が主な原因と言われています。

・痛風：血中の尿酸値が上がり過ぎて起こります。飲酒、過食、ストレスなどが大きな原因です。

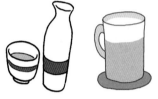

『直接的に死に至る可能性の高い重篤な病気』

・脳疾患：脳血管疾患は国民の死因の4位です。

　脳梗塞は、肥満、高血圧症、脂質異常症などにより、動脈硬化が進み、脳の血管が詰まったり、血栓ができたりして引き起こされます。

　脳出血は高血圧により、血管に大きな負担がかかって、破れてしまうことから生じます。突然倒れて昏睡状態になることが多いのも特徴です。

・心疾患：心疾患は国民の死因の第2位です。

　心筋梗塞は、脳梗塞と同じく、動脈硬化が進み血管が詰まって起こる病気です。高血圧症、脂質異常症がリスクとなります。

　虚血性心疾患は、冠状動脈と言う心筋に血液を送る血管が細くなり、心筋の血液が不足することにより、胸の奥が締め付けられるような発作が起こります。動脈硬化が

原因となります。

・がん：喫煙習慣が多大なリスクとなる肺がんや食生活による乳がん、大腸がんなど。

●セルフメディケーション

WHO の提案で、健康の維持および疾病の予防を目的として、病院を受診せず、自ら健康維持に責任をもち、薬を購入することを進めています。

2017 年 1 月から定期的に、健康診断などを受けている人たちが、軽度のかぜなどで医院を訪れず、薬局で薬を購入する際の費用が控除（1 万 2,000 円を超えた分）されることになりました。

医療費控除の特例は、国民の自発的な健康管理や疾病予防の取り組みを促進し、医療費の適正化を図ることを目的としています。

スイッチ OTC 医薬品を購入した際に、所得控除を受けることができます。スイッチ OTC 医薬品とは、医療用から転用された薬品のことで、医師の処方が必要だった医薬品を薬局で買うことができます。

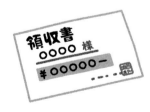

●喘息に、うがいは大切です

せきは、有害物質を排除する防御反応です。

喘息は、無害の物でも反応するアレルギーの一つで、気管支の慢性炎症です。治癒率は、小児で65%、大人で20%と言われています。この差は、吸入器の使用の差です。吸入器には2種類のものがあり、一つは発作時のもの、もう一つは日常、定期的に使用するものです。大人は症状がない時に吸入器を使用しない傾向にあり、また使用後にうがいしない習慣があります。このことが治癒に影響を及ぼします。「ほ」と発声後、吸入器を使用すると効果的です。

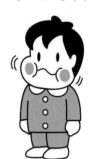

●総合医・歯科　Dentist G.とは

全身の健康に口腔の健康が重要な役割を果たしています。お口の病気は多様であり、むし歯および歯周病、不正なかみ合わせ、あごの病気、口腔がんなどがあり、内科的な知識を持って、それらの診査・診断・治療を適正に行う必要があります。よって、総合医・歯科の存在が令和の時代に必要です。

た

●だ液について

　だ液は食べ物を飲み込みやすくすると同時に、お口の中をきれいにして、口臭やむし歯および歯周病を予防する働きもあります。また、かぜなどの感染症の予防にだ液の量が大きく関与しています。赤ちゃんのだ液の量は多く、大人の5〜9倍と言われています。個人差はありますが、女性は妊娠するとだ液の量がぐっと増え、一種のつわりと言われています。

●だ液腺について

　大量のだ液を分泌しているのは、耳下腺（じかせん）（耳の下の近く）、顎下腺（がっかせん）（下のあご），舌下腺（ぜっかせん）（舌の下）の3つで、それぞれ異なる性状を有します。1日に分泌されるだ液の量は1〜5Lで、大人では30歳ごろが最も多く、60歳ごろになるとその半分ぐらいに減少します。

　　耳下腺：最大のだ液腺。漿液性（しょうえきせい）でサラサラしています。成分は塩類、タンパク質、酵素を含む水分の多い液です。

　　舌下腺：最小のだ液腺。粘液性でネバネバしています。成分は糖、タンパク質を含んでいます。

　　顎下腺：比較的大きいだ液腺。粘液と漿液が混在している液です。

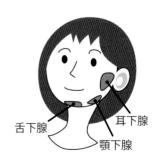

舌下腺　　顎下腺　　耳下腺

さしすせそたちつてと

●だ液の役割とその成分について

だ液の 99.5% が水分で、アミラーゼ、ムチン、リゾチーム、免疫グロブリンが含まれています。アミラーゼは消化酵素の一種で、ご飯およびパンなどに含まれているデンプンを分解します。ムチンはだ液の粘り成分で、リゾチームは殺菌効果を有し、免疫グロブリンは抗菌効果を有します。

●唾石症_{だせきしょう}とは

食事中に急に顎_{あご}の下が腫れて、差し込むような痛みを認めることがあります。これが唾石症です。腎臓に腎結石、胆のうに胆結石ができるように、だ液腺にも石ができることがあります。だ液腺（顎_{がっ}下腺、舌下腺、耳下腺_{かせん　ぜっかせん　じかせん}）の内部や排出管の中に唾石が存在すると、だ液が溜まりだ液腺が腫れます。それによって、神経が圧迫され、差し込むような痛みを覚えます。このようなことが繰り返されると、唾石を取り除く手術が必要です。

●暖房による味覚障害

室内で暖房器具などで、口の中が乾燥しやすくなり、だ液が減少することによって味覚障害が増える傾向にあります。平成 12 年には味覚障害の人は 24 万人いると言われていました。味覚障害の 94%に口腔乾燥症_{こうくう}、舌炎、カンジダ症が認められます。口の中の乾燥を防ぐためには、よくかむこと、だ液腺のマッサージを行うことが有

効です。

●タバコと口・歯

　タバコの煙には、がんや心臓病を引き起こす有害物質がたくさん含まれています。中でもニコチン、タール、一酸化炭素はタバコの三大有害物質と呼ばれています。2018年度、喫煙率は男性で27.8%、女性で8.7%でした。タバコを吸う本数が多いほどDNAが傷つきやすく、1日1箱を1年間吸い続けると、肺の細胞では遺伝子に150個の変異が生じることが報告され、傷ついたDNAは、口の咽頭で97個、口腔では23個でした。タバコの発がん物質によって細胞の遺伝子に変異が生じます。

●食べ物「健康な食事」

　WHOは各国の食文化の違いを超えて、より健康な食事を取るために5つの提案をしました。第一に、さまざまな食べ物を食べることです。これは、すべての栄養素を含む食品がないためです。第二に、塩分を減らすことです。これは、高血圧、心臓病、脳卒中のリスクがあるためです。第三に、特定の油脂の使用を減らすことです。これは、トランス脂肪酸は肥満、心臓病のリスクがあるためです。第四に、砂糖の摂取を制限することです。加工食品・飲料の隠れた糖分に注意‼ 第五に、お酒をさけることです。飲み過ぎはリスクが高いためです。

●食べれる、何でもかんで‼

　平成 27 年の国民健康栄養調査から、「何でもかんで食べることができる」人の割合は 75.2% でありました。しかし、左右の奥歯でしっかりかめない人の割合は、60 代で 46.4%、70 代で 42.2% で、4 割を超えました。

　「口の渇きが気になる」人の割合は 70 歳以上で 25.1% でありました。

ち

●知覚過敏症とは

　歯周病および加齢によって、歯を支える骨が吸収し、歯肉退縮に伴い歯根の露出が認められます。その時に、根部に冷たい水が接すると痛みが生じます。この知覚過敏症を放置し、痛みが消失しない場合、歯の中の歯ズイ（神経および血管を有する）に炎症を起こします。治療法としては、露出した歯根の表面のクリーニングを行い、知覚過敏症用の治療薬を数回塗布します。その後、症状が消失せず、温水痛および自発痛などの症状が軽減しない場合は、歯の中の歯ズイを取り除きます。

水が作用

●蓄膿症とお口について

　鼻の慢性的な悩みの原因が蓄膿症です。日本では、約600万人が鼻の悩みを抱えていると言われています。副鼻腔は顔の真ん中に位置し、脳、目、耳などの重要な器官の近くに位置しています。症状としては、鼻つまり、鼻水がドロドロしており、臭いや味が分からなくなります。顔、頬、奥の歯、目の周りが痛いなどの症状が挙げられます。お口・鼻腔・上顎洞は隣接しており、歯根の病気が鼻腔に影響を及ぼすことがあります。その代表が蓄膿症です。

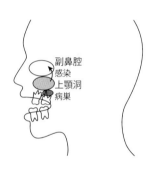

副鼻腔
感染
上顎洞
病巣

つ、て

●（歯の）つめ物とは

　むし歯の状態によってつめ物は異なります。初期のむし歯の治療には、歯の色に合ったコンポジットレジン（プラスチック材料系）で接着剤を用いてつめ物を行います。以前は金属の粉に水銀を加え、つめ物（アマルガムという）を行いました。含有の水銀に毒性を有することから現在、日本では、使用しません。

●DNA分析による身元特定と口腔

　身元確認に死体の腐敗が進んで、指紋認証ができない時は歯の所見が重要です。

　2001年のアメリカの世界貿易センタービルの事件では、DNAによる身元調査が行われました。指紋、歯の状態による鑑別は生前、生後の所見が必要です。それらの資料が存在しない場合は、DNA鑑別となります。口腔では、口腔粘膜細胞を綿棒でswabし、FTAペーパーを用いて、DNAの採取・保管を行うことができます。DNAの分析には、サザンブロッティング法（同一人物の鑑別）と、PCR法（微量の資料からDNAの断片を選択的に増幅する。）があります。渦状紋は東洋人、蹄状紋はヨーロッパ人に多くみられます。また、一生指紋は変化しません。

●電子カルテシステム

　近年、診療報酬書（レセプト）の電子化を図ることによって、医科・歯科の医療費をビッグデータとして情報を得ることができます。このことから、医療費の再構築と効率化を図ることができます。ただし、医師がパソコン入力に集中することから、診療の内容に何らかの影響を及ぼすのではないかとの意見が患者さんから寄せられています。早々な応用は診療科で問題であるとの意見が多くあります。

　一方、電子カルテから得られたビッグデータの解析は、医療・介護の全情報を集約管理されており、患者さんの健康な時から治療・介護を受けるまでの身体の状態を一体的に分析することができます。

　また、2020年に新型コロナウイルス感染症の拡大を受け、オンライン診療を認めることとなりました。スマホアプリを用いて、電子カルテシステムが有機的に働くと考えられます。

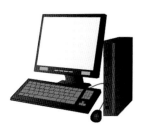

と

●疼痛（痛み）とお口・歯の治療について ≫痛みは多様!!

・むし歯の痛み：むし歯の進行に伴い、冷たい時⇒あたたかい時
　　　　　　　　⇒かむ時⇒自発的の順で痛みを覚えた時は、歯の
　　　　　　　　神経を取り除きます。

・歯の周囲の痛み：歯ぐき付近のプラークの付着量に伴い、歯肉の
　　　　　　　　　出血⇒歯肉の腫れ⇒自発的な痛み⇒歯の動揺を
　　　　　　　　　認めた時は、歯周病が進行しています。歯周治
　　　　　　　　　療を行います。

・腫れを伴う痛み：腫れが根尖部付近に認められる時⇒かむと痛
　　　　　　　　　い⇒激しい痛みを覚えた時は、歯根の治療を行
　　　　　　　　　います。

・あごの痛み：口を大きく開けると、耳の下の所に痛みを覚える時
　　　　　　　は顎関節症です。早目の治療が望ましいです。

むし歯の進行

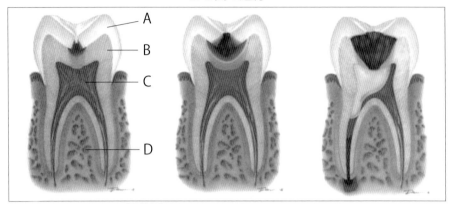

A：エナメル質、B：象牙質（ぞうげしつ）、C：歯ズイ（神経）、D：歯そう骨

●糖尿病について　≫歯周病の発生・進展に関与

　合併症が怖い病気です。血中の血糖値が慢性的に高い病気です。我が国では、予備軍を含め 2,000 万人いると言われています。

　糖尿病は、体内で栄養素を取り込むために必要なインスリン（ホルモン）が効きにくい状態になり、ブドウ糖が有効に利用できず、血中の血糖値が高いままの状態です。症状が進行すると網膜、腎臓、足の血管、大動脈などに傷害を及ぼします。もちろん、歯周病も引き起こします。

　血糖値の指標として、HbA1c（%）が単位として用いられます。糖尿病患者の合併症を防ぐためには HbA1c を 7 %未満に抑えることが望ましいです。一方、高齢者において HbA1c の下げ過ぎによるマイナス面が明らかになりました。すなわち、血糖値 7 %未満の人が 7.0 〜 8.4% の人より脳

糖 尿 病 手 帳

卒中の発生率が高くなる傾向にあります。

●糖尿病慢性動脈閉塞症について

これは、糖尿病の悪化により足の血管が詰まり壊死状態となり、重症化すると、足を切断することがあります。近年、薬物治療の効果が不十分で、血管再生治療が困難な重症の慢性動脈閉塞症の患者さんに使用できる遺伝子治療薬「コラテジェン」が大阪大学で開発されました。この治療薬は、増殖因子（HGF）に組み込んだ幹細胞を脚の筋細胞内に注射を行い、血管を新たに作って血流を回復させます。

●糖尿病と骨粗しょう症

糖尿病の人は骨粗しょう症になりやすいことが、近年、明らかになりました。その理由として、インスリンが関係しています。インスリンは血糖値を下げる働きのほかに、骨芽細胞に作用して骨の形成を促す働きがあります。そのため、インスリンが分泌しないと、骨形成が低下し骨粗しょう症になりやすくなります。また、血糖がコントロールできず、長期間高血糖が持続すると、コラーゲンなどの骨に含まれるタンパク質が糖化され、骨の正常な新陳代謝が阻害されます。骨の強度が減弱し、骨折の頻度が2倍程度増加します。

な⇒なぜ - シリーズ

Q-1：なぜ、治療した歯が再度痛くなるのですか？

　歯根の病気はむし歯が進行し、感染が歯の神経（歯ズイと言います）に及び、歯根の中に細菌が定着することにより、歯根の尖端に病気が発症します。

　ほとんどのケースにおいて歯根の治療を行うことによって、歯根の中に生息する細菌は取り除かれますが、時として歯根の尖端に細菌が残り、増殖し、歯根の病気が発症することがあります。

　歯根の病気は慢性経過をたどり、症状は急に出ることがないのが一般的です。歯根の治療を行った歯について、かむと時々痛みを覚えることがありましたら、できるだけ早く歯科医院を訪れ、エックス線検査を勧めます。

　早めの治療を行うと、歯根の病気は完治します。

　いずれにせよ、歯根の治療を行った歯は歯自体に栄養源がないため、生活力が低下することから、定期的な検診が必要で、歯根の病気はブラッシングなどでは治りません。

Q-2：なぜ、治療した歯が破折するのですか？

　むし歯が進行し、症状を認め、歯の中の神経（歯ズイと言います）に感染が及び、痛みの消失を図る目的で歯の神経の除去を行うことがあります。

　歯の中の神経は血管に富んでおり、歯の栄養源の供給を行ってい

ます。その神経を取り除くと歯の栄養源がなくなり、健康的な歯とはいいがたい状態になります。このことから、歯の生活力は低下し、将来的に歯根部が破折しやすくなります。いわゆる"枯れ木"の状態のようなものです。よって、早期にむし歯の治療を行い、歯の寿命を考えると、むし歯の進行に伴う歯の神経の除去は避けるべきです。

　むし歯の放置は、歯の寿命を短くします。

Q-3：なぜ、歯の神経を取った歯に、痛みが生じるのですか？

　まれですが、処置後に痛みを覚えることがあります。特に、痛みを認めた歯に対して認めることが多いです。

　歯の神経を取る時には事前に麻酔（局所）を行います。むし歯が原因で感染した神経（歯ズイ）を取る時に特殊な器具を用いて、治療を行います。メスを用いて切った後の傷と同じで、神経を切断した時の痛みが存続することがあります。その痛みは、徐々に消失します。続く時には痛み止めを服用してください。

　その後も痛みが続く時には、歯根の中を消毒する必要があります。処置後に感染することがありますので、治療の中断をしないでください。重症になることがありますので‼

Q-4：なぜ、保険適用外（自費）治療があるのですか？「混合診療とは」

　TPP（環太平洋戦略的経済連携協定）に参加することによって、混合診療が全面解禁される可能性があると言われています。

な

に

ぬ

ね

の

は

ひ

ふ

へ

ほ

混合診療とは、保険診療と保険がきかない自費診療を併用することで、わが国では原則禁止されています。

　現在では、保険適用外の治療を受けた際、通常は保険内である入院料なども含め、全額患者さんの負担となります。保険外の治療を希望する患者さんたちから、混合診療の解禁を求める声が出ているのが現状です。

Q-5：なぜ、保険外（自費）治療があるのですか？

　日本は他の先進国と異なり、歯科の保険内治療が充実しており、他に例のない国と言えます。ほとんどのケースが保険内で治療を行うことができます。

　一般的には、保険内と保険外の治療の相違点は使用する材料の違いです。たとえば前の歯のかぶせ物については、セラミックスを保険外で使用し、保険内で使用するレジン（プラスチックのようなもの）に比べ、長期にわたり変色せず、自然色が得られ、なおかつ審美的にすぐれています。

　入れ歯については、保険外ではチタン合金などを使用し、薄く、軽いことから、異物感も少ないです。また、歯の欠損が多く、入れ歯を望まない人には保険外のインプラント治療が行われています。

　このように、あくまでも患者の希望により保険外の治療が行われています。

Q-6：なぜ、医師、歯科医師の免許に更新がないのですか？

　たぶんですが、国が定めた国家試験制度によるものと思われます。ちなみに、令和2年の医師国家試験合格率は約90%で、歯科医師国家試験の合格率は約65%でした。ここ数年、それぞれの合格率に大きな変化はありません。医師・歯科医師の国家試験がある国はアメリカ、カナダ、日本だけで、欧州、オーストラリアでは大学が認可します。中国などのアジア諸国についてはわかりません。

に

●乳歯について
≫子どもの歯の健康を守るのは大人の責任です

　40年前は90%以上の子どもにむし歯が認められましたが、現在では50%以上の子どもはむし歯ゼロです。子どものむし歯治療を放置すると、食べ物をうまくかめないため栄養状態が悪く、体の成長、あごの成長が遅れる原因となります。むし歯は自然に治ることはありません。むし歯を放置すると、将来口腔崩壊を招きます。

●乳歯は大切です

　乳歯は、永久歯が健全で正しい歯並びで生えるための大切なリード役です。乳歯を早期に失うと、永久歯の歯並びに影響を及ぼします。そのため、乳歯のむし歯の治療は早めに。

な

に

ぬ

ね

の

は

ひ

ふ

へ

ほ

乳歯が生えかわるからと、安心してはなりません。

指しゃぶりについてはそれほど神経質になる必要はありませんが、過度の指しゃぶりは上下の歯のかみ合わせに影響を与えることがあり、前歯の間に大きなすき間をつくる恐れがあります。

◆歯の生えかわりについて

乳歯から永久歯までの生えかわりは10～11歳ごろに起こります。上と下の歯の生えかわりには差が認められます。

永久歯は上下の第一大臼歯（6番と言う）が最初に萌出します。その順序は以下のとおりです。

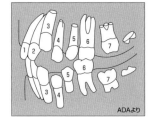

ADAより

・上の歯：6－1－2－4－5－3－7
・下の歯：6－1－2－3－4－5－7
・12～13歳で第二大臼歯（7番）が
　萌出しはじめ、その後、各人のかみ
　合わせが完成します。

◆赤ちゃんのお口の中について

約6カ月……　乳歯の前歯が生えはじめます。離乳食の後には
　　　　　　　ガーゼなどで歯をふいてあげましょう。歯ブラシ
　　　　　　　の感触を得ることができます。

約1歳⋯⋯⋯ 乳歯の前歯の上下が生え、乳歯の奥歯が生えはじめます。歯ブラシに慣れたら寝かせみがきを行いましょう。1日1回の習慣をつけるように心がけましょう。

約1歳6カ月⋯ 乳歯の奥歯でかみ合うことができる時期です。子ども自身で歯ブラシの習慣をつけましょう。

3歳 ⋯⋯⋯⋯ 乳歯が生えそろいます。定期検診を受けましょう。

●妊娠中ですが、歯ぐきからの出血が気になります

　妊娠中に歯ぐきから出血しやすくなる妊娠性歯肉炎の頻度は高く、その発現は妊婦の35％以上にのぼると言われています。

　妊娠性歯肉炎は女性ホルモンの上昇が関係しています。黄体ホル<ruby>黄体<rt>おうたい</rt></ruby>ホルモンのプロゲステロンの上昇によって、歯ぐきに炎症が起こりやすく、歯ぐきの血管に作用して出血傾向が高くなります。また、女性ホルモンは歯と歯ぐきとの間のみぞの中に生息する細菌の栄養源となります。妊娠の初期にはつわりで気分が悪くなり、歯ミガキがおろそかになり、<ruby>歯垢<rt>しこう</rt></ruby>の蓄積を招きやすいことも関係しています。

　これらのことから、妊娠中は歯ぐきに炎症が起こりやすく、結果として出血しやすくなります。

　妊娠性歯肉炎の治療としては、歯ミガキ法の指導、歯石の除去を行い、プラークコントロールを中心に処置します。

な

に

ぬ

ね

の

は

ひ

ふ

へ

ほ

127

●妊娠と歯

　何よりも大切なのは、食生活を保って胎児に栄養が十分にゆきわたるようにすることが大切です。妊娠中に歯を形成するカルシウム必要摂取量は1日当たり1,000〜1,200mgと言われています。また、カルシウムの吸収にはビタミンA、C、Dなどが必要です。タンパク質や鉄分も大切です。

●ニセ医学について

　かつて、マイナスイオンやゲルマニウムをうたった商品が効果なく、「ニセ医学」と言われました。健康食品についても科学的根拠（エビデンス）が必要です。国は2015年に、ハードルを低くした機能性表示食品の制度を新しく施行しました。機能性表示食品については書類の届出書を出すだけで、審査なく、販売企業の責任のみで機能性表示食品の表示ができます。一方、トクホ（特定保健用食品）は公的機関で審査をしたもので、国が効果を確認しています。食の安全は長い間、食べられたという食習慣の実績で判断されます。たとえば、シジミ500個をじっくり煮出したエキスのサプリメントにはかなり危険性が潜んでいます。すなわち、私たちはシジミ500個を毎日食する習慣がなかったので「シジミの微量毒素の危険性」が、このサプリメントで顕在化する恐れがあると言われています。基礎的研究で、幹細胞にアルコールが作用すると、細胞の増殖は低下しますが、オルニチンを添加すると活性化します。オルニチンはシジミのうま味成分です。島根県松江市はシジミ食文化であることから、

健康維持にシジミ汁を食します。ただし、シジミ500個も毎日食べていません。

　また、青汁は大麦若葉、ケールなどが原料でビタミンKが富に含まれています。心房細動を持病とする高齢者の方は抗凝固薬（血液をサラサラにする薬）のワーファリンを服用している人が多くいます。この薬はビタミンKの合成を妨げる作用を有します。ビタミンKとワーファリンの服用量との関係についての研究がいまだないのが現状です。よって、健康食品については科学的根拠を注視してください。

●認知症

◆歯を失うと記憶力が低下します　・もう一度説明します

　北欧の大学の研究で、歯の数と記憶力との間に関係があるとの報告がされています。55〜88歳の273人を対象に記憶力テストを実施したところ、歯の数が多いほど記憶力が高いとの結果を得ました。その要因として、「かむ力」が大きいと脳への血流が増え、脳の広範囲の部位の活動が活発になるためと考えられています。

　また国内の研究で、奥歯のないマウスは記憶力の低下を伴い、アルツハイマー病が悪化傾向にあったとの結果を得ています。

　歯を長く健康に保つことが、記憶力を維持することにつながるものと考えられます。

◆在宅でも歯科診療を!!

　厚生労働省の研究によると、自分の歯がほとんどなく、入れ歯も使っていない高齢者が認知症になる危険性は、歯が20本残って

いる人の1.9倍にも達することがわかっています。

　健康で長生きするために歯は大切です。

　このことから現在、歯科医師や歯科衛生士が自宅や社会福祉施設などに行き、治療や指導を行う「訪問歯科診療」が行われています。

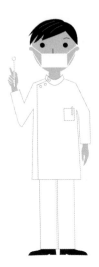

ぬ

●（歯を）抜く　≫抜歯は外科的治療です

◆抜歯の方法（親知らずの場合）

　親知らずは、形態的、位置的な問題点が多く、抜歯（歯を抜くこと）となる率が高い歯です。そのため抜歯の際は、他の歯に比べ十分な診査が必要です。

　抜歯が必要な親知らずとは、不完全な生え方や手前の歯に倒れ込むなど、方向、位置の異常を起こしているために、歯ミガキが十分行えず、その結果、歯ぐきの炎症やむし歯が生じやすい歯です。

　また、親知らずの抜歯には通常の抜歯より時間を要することが多く、とくに下顎の親知らずでは、術後に数日間、著しい腫れを認め、それに伴いお口が開けにくく、ものが飲み込みにくいといっ

た症状を発症することがあります。

　親知らずを含む歯の抜歯を受ける際には、術前・術後を通して精神的および時間的な余裕をもち、体調を十分整えることが大切です。

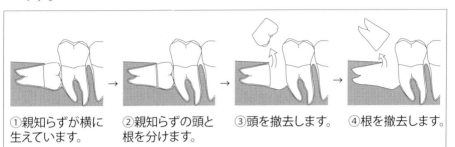

①親知らずが横に生えています。　②親知らずの頭と根を分けます。　③頭を撤去します。　④根を撤去します。

◆歯根端切除の方法 ── 根の尖（さき）の病気が重症な時に行います

　むし歯の進行により歯の中にある神経・血管（歯ズイ）が化膿し、さらに炎症が進行すると歯根の尖端付近の顎骨（がっこつ）が溶かされ、そこに病巣（根尖病巣）が形成されます。

　このような状態になった場合、まずは歯の神経・血管の入っていた管（根管）を通じて消毒（根管治療）を行います。

　ただし症状によっては、根管治療のみでは治ゆが望めないことがあります。その場合、歯ぐき（歯肉）を切開し、根尖病巣の原因になっている歯根の尖端を一部切除し、同時に根尖病巣を摘出して患歯の保存を図ります（これを歯根端切除術と言います）。

　順調な経過が得られれば、根尖病巣により溶かされた骨は再生します。

◆膿瘍の処置 ── 痛みと腫れを認める時

　根尖病巣（根の尖端の病気）が進行すると顎骨（あごの骨のこと）はさらに溶かされ、その病巣が顎骨を突き破り、歯ぐき（歯肉）と顎骨の双方に炎症が広がっていきます。その結果、膿がたまり腫れてきます（膿瘍形成）。

　治療は、以下の手順で行います。

　①抗菌薬の投与、および膿瘍（腫れているところ）を切開し膿を出す。

　②症状が緩和した後には、炎症の原因歯の根の治療を行い保存を試みる。

　しかし症状が悪化の傾向に向かうと、炎症は顎骨の周りに拡大し、激しい痛みを覚え、著しい顔面の腫れ、発熱、お口が開かない、のどが痛くてものが飲み込めないなどの重篤な症状が生じ、その治療は困難をきわめることもあります。

　このようなことにならないためにも、むし歯を放置せず早めの治療をお勧めします。

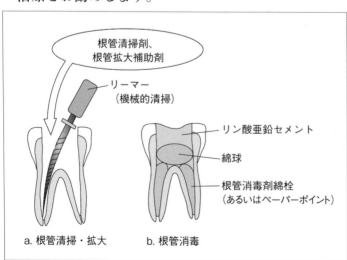

歯根の治療の
方法

132

◆抜歯の時に重要です。血液をサラサラにする薬について!!

　近年、高齢化に伴い、心房細動と言う不整脈が増加しています。また脳血栓の予防を目的として、抗血小板薬の服用が多くなる傾向にあり、血液をサラサラにする抗凝固薬（ワルファリン、プラザキサ、イグザレルトなど）を服用している人は少なくありません。

　一方、これらの血液をサラサラにする薬の副作用は、出血傾向が高いと言われています。このことから、歯の保存が不可能となり抜歯する時には血が止まらなくなることがあります。注意してください。

　歯科医院を訪れた時に、血液をサラサラにする薬を服用しているのならば、そのことを必ずお伝えください。

◆むし歯や歯周病で歯を抜いたら、どうすればよいですか？

　親知らずは別として、28本の中の歯を抜いたならば放置するとダメです。抜いたところの治療が必要です。抜いた歯を治療せずに放置すると、隣の歯が傾斜し、他の歯の緩みが生じます。また、抜いた歯が下の歯であれば、上の歯が伸びてきます。

　このような状態を数年にわたり放置すると、全体の歯と歯の間にすき間が発生し、かみ合わせが悪くなると同時に、むし歯、歯周病になりやすくなります。次いで、顎関節つまりあごの病気が発生します。

　1本の歯でも抜いた状態が長期にわたると、お口の病気が全体に波及していきます。早期の歯の欠損治療をお勧めします。

◆骨ズイ炎とはどのようなお口の病気ですか？

　最近、愛知県の歯科医院で骨ズイ炎の処置内容に関して、患者さんから訴訟され、4,000万円近い慰謝料の請求がありました。このことについて、患者さんからの質問がありました。その内容は、「お口の骨ズイ炎とはどのようなものですか？」。

　骨ズイ炎とは、炎症の主が骨ズイであり、骨の血液の循環障害をきたし、骨が壊死し、腐骨を形成するものです。主として、お口では下のあごに発生する重篤な感染症です。

　腐骨とは、骨組織が壊死し、骨細胞が消失して空洞となった骨小胞のみみられる骨片のことです。

　広範囲に腐骨の形成を認めると、病的なあごの骨折を引き起こすことがあります。

◆腫瘍の成り立ちについて

　正常な細胞のもつ増殖・分化などに関係する遺伝子は、主として増殖遺伝子と、これを抑制する抑制遺伝子です。

　このような遺伝子が傷害を受けると細胞の増殖は全身の統制を解かれ、自律的、無制限、不可逆的な過剰増殖を起こします。

　この状態におちいった増殖遺伝子と抑制遺伝子を「細胞がん遺伝子」と「がん抑制遺伝子」と呼びます。つまり、人体のすべての細胞は潜在的にがん遺伝子をもっていることになります。

　なお、お口の中では歯に由来する腫瘍を発生します。

ね

●歯根の病気　≫むし歯が進行し痛みを覚える

　むし歯を治療せずに放置すると、下の図のように A：歯の脱灰が
進み、欠損部が大きく深くなります。B：やがて歯の中にある神経組
織（痛みを感じるところ）に進行し感染状態となり、腐敗を起こし、C：
歯根を支えている骨を吸収します。この時期においては重度の痛み
を覚え、腫れた状態におちいり、長期にわたる治療が必要となります。

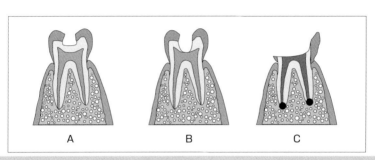

●歯根の病気が発症すると!!

・むし歯が歯の中の神経（歯ズイと言います）を侵している状態を、
　歯科では「歯ズイ炎」と言います。

・初期の歯ズイ炎は冷水や甘味、酸で痛みを覚えます。その痛みは
　短時間です。

・放置していると炎症は進み、温かいものに痛みを覚え、そして痛
　みがなくならない状態となります。

・さらに放置を続けると、かむと痛みを覚え、腫れを自覚します。

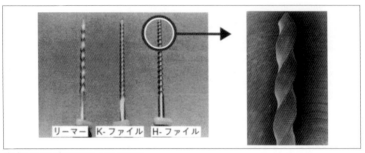

歯根の治療に用いる器具

◆歯根（根管と言います）の治療

1．保存的治療

　正常な歯の神経（歯ズイと言います）を正常な状態にもどす方法です。早期の治療が重要です。

　歯ズイへの侵襲が初期の状態においては、う蝕（しょく）部のみを除去し、痛みの消失を図り、歯ズイを保護することができます。歯の長期的な寿命を考えると、歯ズイを保存することが大切です。

2．根管内の神経（歯ズイ）を取り除く方法（歯ズイ除去法）

　歯ズイがむし歯によって感染し、生活反応が消失した状態となり、神経（歯ズイ）を除去する方法です。

　この時には我慢ができない痛みを自覚することが多いです。

　まず、最初に麻酔を行い、感染内容物（感染した神経、歯ズイのこと）を針のような器具を用いて除去し、除去部

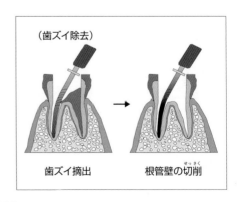

（歯ズイ除去）

歯ズイ摘出　　　根管壁の切削（せっさく）

136

分（根管と言います）の清毒と清掃を行い、消毒液を貼薬します。最終的には根管に固形薬物を詰めます。

3．感染した根管の治療法

　細菌によって腐敗した歯ズイおよび感染した根管内容物の除去を行います。この時には、かむと痛みを覚え、根の先端部に腫れを生じ、時としてその腫れは顔面におよび重症になるケースもあります。

　治療法としては、器具を用いて根管内の腐敗産物を取り除き、薬剤などを使用して根管内の消毒を行い、無菌化を図り、固形剤を用いて根管の修復を行います。

　この治療においては、治療回数が必要であり、症状の消失とエックス線検査の結果を判断して治ゆを確認します。

　・この治療法でほとんどが治ゆしますが、時として再発することがありますので、定期的なチェックが必要です。エックス線検査を行うことが望ましいです。

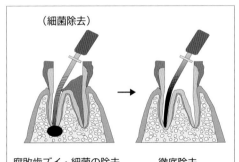

（細菌除去）

腐敗歯ズイ・細菌の除去　　　徹底除去

◆歯根の数について

　ヒトの歯は 28 本（親知らずをのぞく）で、上下 14 本ずつであり、歯の形から前の歯（前歯）、小さい奥歯（小臼歯）、奥の歯（大臼歯）の３つに分けられます。

歯根の数については、前歯が1根で、小臼歯は1根ないし2根です。大臼歯は2根ないし3根です。

また小臼歯と大臼歯については、上と下の歯で、歯根の数に違いを認めます。なお、神経（歯ズイ）はそれぞれの根に存在します。

◆歯科で用いる痛み止めの薬（鎮痛薬）

歯根の病気が生じると痛みを覚えることが多いことから、痛み止めの薬を服用することが多いです。

歯科では鎮痛薬として、2つのものがよく使用されています。

それらは商品名でボルタレンとロキソニンです。いずれも非ステロイド性のものです。

最近、胃腸粘膜にやさしい薬が開発され（商品名：セレコックス）、有用とされています。また、ケロリンを服用している方もいます。

歯の病気は痛み止め薬で完治しませんので、早めに歯科医院を受診してください。

●歯根の病気に用いる薬はどのようなものですか？

古くから一般的にホルマリンを用いています。これはホルムアルデヒドの37％水溶液です。歯根の治療、つまり根管の消毒のために使用され、歯科特有の消毒薬です。

その成分であるホルムアルデヒドは発がん性があるため、慎重に取り扱うことが義務づけられています。

歯科での使用はごく微量であるため、ほとんど影響はないとされています。抗生物質などの代替の薬品が現在、検討されています。

◆歯の中の神経、こと歯ズイ　≫歯の寿命に関係します

　歯の中には、血管、神経組織に豊んだ「歯ズイ」と言うものが存在します。

　歯ズイの存在が栄養源となり、歯の生活力を保っています。歯は少しですが冷・温を感じます。歯ズイは加齢とともに萎縮し、冷水などに対しての反応が鈍くなります。

　いずれにせよ、歯の中の歯ズイは歯の生活力を維持するために重要な役割を果たしていることから、むし歯の進行により、感染すると歯ズイを取り除くため、歯の健康によくないことから避けるべきです。

　よって、歯の寿命を考えると、歯の神経にダメージを受ける前に、むし歯の早期治療が重要です。

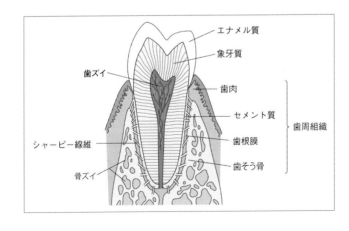

139

●年金と医療について

　H 28 年に、無年金の人を救済するために、年金を受け取るのに必要な加入期間を現行の 25 年から 10 年に短縮することになりました。また現在、医療費は 41 兆円を超え、今後、増加傾向にあります。ちなみに、パチンコ屋の売り上げは年間 20 兆円と言われています。

　公的医療保険（国保）については、約 3,300 万人が加入しており、高齢者が 3 割を占めます。国保は会社員が入る協会けんぽ、社会保険組合の加入者より、年齢層が高くなっています。

年 金 手 帳

の

●飲み込む・嚥下について

　加齢に伴い、のどの力が弱ると気管に誤って食べ物が入ることによって誤嚥が生じやすくなります。誤嚥対策として、ゲル剤を用いて水分にトロミを付けることが重要です。私たちののどには、空気が通る気道と食べ物が入る食道が同じ所にぶら下がっています。通常は、気道が開いていますが、物を飲み込むと 0.5 ～ 0.7 秒で閉じて、食道に物が送り込まれます。危ういタイミングで使い分けが行われています。年をとってくると、誤嚥が増えるのは気管を閉じる筋肉および正確さが衰えることによります。高齢者はいくら小さくしても餅は危険です。また、かき氷も誤嚥しやすいです。

　もし、誤嚥を起こしたら!!「しっかりむせきること」が大切です。周りの人は異物が気管の奥に入らないように頭を低くしたり、横になってから背中をたたいてあげて、速やかに救急車を呼ぶことです。また、舌の運動が誤嚥の防止に役立ちます。上下左右の舌の運動を行うことが重要です。

◆食道とは

　食べ物を飲み込む時は、気道に入らないように自動的に喉頭蓋が閉じます。食べ物が食道に入ると、食道の第一狭窄部の筋肉が収縮し、咽頭への逆流を防ぎます。食べ物と飲み物が食道を通り抜ける時間は、飲み物で 1 〜 10 秒、食べ物で 30 〜 60 秒ほどです。食道は、粘膜層、筋層、漿膜の 3 層構造を持っています。

●「のどつまり感」こと、咽喉頭異常症について

　食事や水分を取ることはできるが、のどつまり感を覚える人がいます。病気として、食道がんなどの悪性疾患が心配されます。また、糖尿病患者の人で口腔細菌のカンジダ菌が食道壁に増殖する食道カンジダ症が疑われる場合があります。

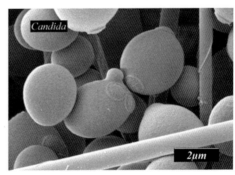

カンジダ菌

なにぬねの　はひふへほ

●のどの痛み

　インフルエンザの検査が陰性で、特にのどの痛みが強い時には、溶連菌と呼ばれるA群β溶血レンサ球菌の感染を疑う必要があります。溶連菌感染症は春夏に流行し、突然の発熱、のどの痛みを認めます。治療としては、抗生物質を10〜14日程度、服用します。症状がよくなっても腎臓などの合併症を起こす場合がありますので、処方された薬を最後まで飲み干すことが重要です。一方、2020年には、新型コロナウイルス感染症で、のどの痛みを覚える人に対して、PCR検査が行われるようになりました。

●のどの筋肉の衰えが肺炎を引き起こす。50歳から‼

　日本人の死因の5位は肺炎で、その内の7割が誤嚥性肺炎です。気付かないうちにだ液や飲食物が気道内に落ちて肺炎を引き起こします。私たちは飲み込む動作の時に、筋肉が働いてのど仏を上下させます。ゴックンと飲み込む時にのど仏が上に上がります。のど仏を支えているのがのどの筋肉です。加齢に伴い、のどの筋肉量が減少し、のど仏が下がり誤嚥を引き起こします。歯科では、のどの筋肉トレーニングの指導を行っています。

は

●歯ブラシと歯ミガキ剤

　夜の歯ミガキは有効です。歯ミガキ剤に含まれるフッ素が歯に取り込むためです。むし歯予防の先進国スウエーデンでは、歯ブラシ後に、口をあまりゆすぎません。

　歯ミガキするのと、歯がミガけているのとは違います!! つまり、1本ずつ歯をていねいにブラッシングすることが重要です。

　歯ブラシは1カ月で交換しましょう!!

●歯ぎしり

　睡眠時、かむ時に使う筋肉がストレスなどにより、異常に緊張することが要因で生じます。歯ぎしりによって、頭痛、肩こり、あごの痛みおよび歯の摩耗などが引き起こされます。治療としては、かみ合わせの改善を行い、口腔内にマウスガードを装着します。

●歯ぎしり・かみしめは危険です
≫5〜15%が歯ぎしり!!

　歯ぎしりは睡眠中に行っています。そのため、周囲の人に知らされて、はじめて気づくことがほとんどです。かみしめは、日中・夜間にかかわらず無意識に行っています。これらを総称して歯科では歯ぎしりのことを「ブラキシズム」と言っています。

な に ぬ ね の は ひ ふ へ ほ

ブラキシズムは、歯そのものがすり減ったり、歯を支える骨（歯そう骨）がなくなることがあります。また、歯が割れることもあります。歯科では「ナイトガード」と呼ぶものを装着します。マウスガードのようなものです。これによってかみ合わせを調整します。

　いずれにせよ、かみ合わせを調整する必要がありますので、歯科医院に行くことをお勧めします。

●肺炎球菌とは　　※高齢者は要注意です!!

　肺炎は、日本人の死因の第5位です。高齢者においては重症になりやすいことから要注意です。

　肺炎球菌は、1980年代から抗生物質が効きにくい耐性菌が出現し、肺炎球菌が原因で60歳以上の肺炎患者の約60％を占めます。肺炎球菌による肺炎などの感染症を予防する目的で、肺炎球菌ワクチンをお勧めします。

　特に高齢者の方に!!

ひ

●ひと口、30回以上かむこと!!
≫このことで、だ液が5〜10倍も分泌します

　だ液には、カルシウムやリンといった歯を作るイオンおよび抗菌物質が含まれていることから、だ液の分泌量は歯の石灰化およびむし歯予防に関与しています。また、よくかむと、満腹中枢が刺激さ

れ食べ過ぎをなくし、肥満の予防に役立ちます。さらに、かむこと
が脳を刺激し、認知症の予防に役立つことも知られています。

●肥満と痛風について

　血液中の尿酸値が高いと痛風になることはよく知られています。
太るほど尿酸が腎臓から排泄されず、血液中の尿酸値が高くなります。
　・尿酸値を下げる食生活のポイントは、以下の方法などがあります。
　1）肥満の防止。
　2）乳製品（牛乳、ヨーグルトなど）を積極的にとる。
　3）飲酒を控える。
　4）水分を積極的にとる。

●光の色について　≫歯の色調に関与します

　照明器具下と太陽光下で色の印象に異なりを認めることがありま
す。光はさまざまな光の波長の集まりです。人が見ることができる
光の範囲は、波長の長い順に赤、だいだい、黄、緑、青、紫です。
光の色は光を構成するそれぞれの波長の量によって変わります。波
長の短い青系の光が多いと白っぽい光になり、波長の長い赤系が
多いと、赤っぽい光になります。昼間の太陽光は、すべての波長を
持っているため、どのような物の色でもきれいに見ることができま
す。ちなみに、歯科では、かぶせ物の色合わせは太陽光下でチェッ
クします。

●病院の再編成について　2019年

　厚生労働省から、424の公的病院、日本赤十字病院で診療実績が良くない病院の再編・統合の必要性が公表されました。「2025問題」で高齢化による膨張する医療費の抑制が狙いです。再編病院の29%はベット数の少ない病院がほとんどです。ところが、2020年に新型コロナウイルス感染が国内で蔓延し、病院のベット不足が生じました。第2波、第3波、第4波を考えると、感染者のための病院が必要です。よって、病院の再編が疑問視されます。

　現在の医療費は年間43兆円です。種別でみると、入院費が16.2兆円、外来が14.6兆円、薬代が7.8兆円です。ちなみに、1970年代の医療費は年間7兆円程度でありました。

●病巣感染とは

　体のどこかに、炎症を伴う慢性的な病気があると、それが原因となって離れた臓器に病気を起こすことがあります。これを病巣感染と言います。たとえば、腎臓の病気の人が扁桃腺炎を起こすことがあります。歯科では、お口の病気が肺炎および心臓病を引き起こすこともあります。

ふ

●フッ素と歯

歯科医学の先進国スウェーデンは、以前はむし歯の多い国でしたが、北部にむし歯の少ない町があり、そこで水の調査を行ったところ、飲み水に多くのフッ素を含んでいることが判明しました。この事実から、フッ素とむし歯との関係について研究され、フッ素がむし歯予防に役立つことが明らかになりました。今の歯ミガキ剤のほとんどにフッ素が含有されています。

●フッ素とは

フッ素（フッ化物）は土壌中、海水中およびすべての動植物に含まれ、骨や歯になくてはならない微量元素です。

米国でフッ素に着目し、フッ化物が 0.8 〜 1.2ppm 含まれる飲料水を利用した人に、むし歯の発生が最大限抑えられました。この事実から、1945 年に米国、カナダの 4 都市で飲料水にフッ素が応用されるようになりました。その後、各国で歯に直接フッ素を応用する研究が行われ、フッ素が歯の表面のエナメル質に作用し、酸に強いエナメル質を作り出すことが明らかになりました。現在、歯ミガキ剤のほとんどにフッ素が含まれています。

●プラークこと、バイオフィルムとは‼

　お口のプラークは口腔細菌の塊です。バイオフィルムは山城のようなもので、プラーク内で、悪玉菌のむし歯および歯周病関連細菌が優位に増殖し、歯の表面・歯の周囲に悪玉菌の代謝産物が砦のようなものを築きます。そして、薬物などの抗菌薬が本丸の内部に浸透できない状態に陥り、悪玉菌がさらに優位に増殖し、病原性を発揮します。お口の病気は、プラークによってバイオフィルムが形成されることによって生じます。

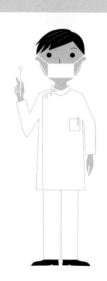

◆むし歯・歯周病はバイオフイルム感染症です

　プラークとバイオフイルムは違います。プラークは単なる口腔細菌の塊です。バイオフイルムは主役の特定細菌が歯およびその周囲に悪さをします。その主役はミュータンス・ストレプトコッキ（MS）とプレボテラ・インターメディア（Pi）およびポルヒロモナス・ジンジバリス（Pg）です。MSは菌体外に多糖を作り、乳酸を産生し、むし歯を起こします。PiおよびPgは嫌気性菌であり、歯周ポケット内で、菌相互間でコミュニケーションを行い、残存・定着し、それらの菌が産生する種々の酵素によって歯周病が発症します。バイオフイルムに関係する細菌は肺炎や心疾患などの発症に影響を及ぼします。「健口」は「健康」に関与します。

へ

●変色歯・着色歯について

◆変色歯とは

　歯が形成される時に、何らかの内因的要因で歯の表面の形成不全により白濁を認めるものと、お母さんのお腹の中にいる時に何らかの理由でお母さんが抗菌薬などの薬物を服用することにとり、歯がやや黒色を呈することがあります。これをテトラサイクリン歯と言います。これらの歯は生まれ持った変色であることから、歯を白くするためには、歯の表面を少し削り、歯に合った白い作成物を接着剤で歯の表面に貼り付けます。これをラミネートベニア法と言います。いわゆる、つけ爪のようなものです。

　また、コーヒーやお茶などにより、歯の表面に着色を認めることがあります。ホワイトニングを行うと、歯の表面が白くなります。

◆ホワイトニングとは

　着色を有する歯を対象に漂白する治療法です。過酸化水素を使用して有機性着色を分解することにより、漂白が行われます。

　しかしながら、すべての着色歯に効果を有するものではなく、処置を行う前に十分な診査と診断が必要です。

　・歯のホワイトニングは、歯の変色をできるだけ自然色に戻すことを目的としています。日本人の平均的な歯の色は、次の図のように A3.5 と言われています。また歯の色は、世界標準の

なにぬねのは ひ ふ へ ほ

VITA（ビタ）シェードガイドで基準化されています。

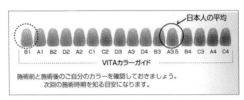

シェードガイド

・ホワイトニングの種類は2つに大別されます。

1）オフィスホワイトニング（歯科医院で行う方法）

過酸化水素を使用します。これを直接歯の表面に塗布し、その直後から酸素が放出され歯の表面の着色物が溶出されます。

これは即効性があり、持続的ではありません。再着色を認めることから、3回以上のオフィスホワイトニングが必要です。

2）ホームホワイトニング（家庭で行う方法）

ここでは過酸化尿素を使用します。その作用は緩やかであり、長時間持続する特性をもっています。

また、歯肉に対する刺激性は少ないです。この方法は、個人に合ったお口・歯のトレーが必要です。

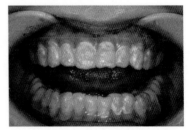

ホームホワイトニングを行っているところ

・ホワイトニングの利点と欠点

1） オフィスホワイトニングは漂白時間が短く、即効性があります が、高濃度の過酸化水素を使用するため刺激性を有します。 また、チェアタイム（診療時間）が長い傾向にあります。

2） ホームホワイトニングではチェアタイムは短いですが、即効性 はなく漂白にかかる時間が長いです。それに加え、個人に合っ たお口と歯のトレーが必要であり、患者さん自身が行うことが 不可欠です。

このように、2つの方法のそれぞれに特性を有していますが、これ らの方法を併用することが有用であると考えられています。

下の写真は、その併用例です。

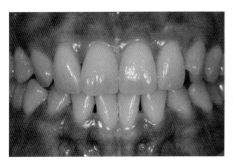 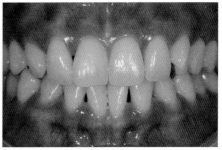

術前　　　　　　　　　　　　　　術後

◆かぶせ物の変色・着色

特に、前の歯のかぶせ物については、変色を伴う物と伴わな い物とがあり、伴うかぶせ物はレジンと言う材料（プラスチック 系）が使用されており、だ液などの成分が吸着する性質を有して います。このことから、食べ物や飲み物によって変色をおこします。 一方、変色を伴わず、いつまでも白い状態を保つかぶせ物は、陶

材でできたかぶせ物であり口の中で安定しています。ただし、この種のかぶせ物は保険外です。

●ペットボトルを「食べる細菌」について
≫奈良先端科学技術大学の研究

　大阪・堺のペットボトル処理工場から、ペットボトルを食べる細菌が分離・検出され、2005年にイデオネラ・サカイエンシスと学名が付けられました。この細菌は、2種類の酵素を産生し、ペットボトルの素材として使用しているポリエチレンテレフタレート（PET）を分解し栄養源とします。厚さ2mmのPETを、約2カ月で二酸化炭素と水に分解します。今後のペットボトル対策として、注目されます。

ほ

●骨と骨粗しょう症とは

　骨の強度は、カルシウムだけでなくコラーゲンがその強度に関与しています。骨を鉄筋コンクリートで例えると、コンクリートがカルシウムで、コラーゲンが鉄筋です。骨には両者が必要です。また、骨はカルシウムを蓄える役割があり、牛乳中のMBP（タンパク質）がカルシウムの溶出を抑える役割があります。

　骨は、骨吸収（破壊）と骨形成を繰り返しながら、骨の作り替えを行い、年間に40％も入れ替わり、200本以上の骨が3年で新しくなると言われています。骨粗しょう症の患者に投与されるビスホス

フォネート製剤は、骨破壊を抑えることで、骨密度を増やす効果があります。この薬は年齢にかかわらず効果があります。

　歯科を受診する時は、「骨粗しょう症の薬の服用」を伝えてください!!

　骨粗しょう症の患者は、ビスホスフォネート製剤を服用していることから、薬剤関連性顎骨壊死を起こす可能性があり、また近年、骨のがん治療に用いるデノスマブ（Dmab）にも起こると言われています。歯を抜く時にビスホスフォネート製剤を服用していると、顎骨壊死の発生率は 0.04％ で、Dmab は 0.07 ～ 1.9 ％ であることが報告されています。注意を!!

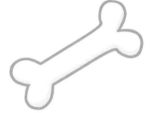

●ホワイトニングについて

術後に歯の着色が再発することがあります。術後のケアがKeyです。変色・着色の項（P149）を参照してください。

◆タバコ、コーヒーなどによる歯の着色は取れますか？

　最近、中高年の人たちから「タバコをやめたことから、前の歯の着色が気になりだした。白い歯にもどしてほしい」とのことで来院されるケースが多い傾向にあります。タバコ、コーヒーなどによる歯の着色はホワイトニングにより白い歯にもどすことができます。

◆ホワイトニングと痛みについて

その痛みは、使用する薬剤の酸化作用から発生する水素イオン（H^+）により、歯質中の水分バランスが一時的に悪化すること（脱水）が原因と考えられています。

しかし、お口の中のだ液により中和されることから、約24時間後にはホワイトニングによって生じた痛みはほとんど消失します。

◆すべての歯に対してホワイトニングは可能ですか？

すべての歯に対して応用できるものではありません。

すなわち、使用する薬剤にアレルギーのある方、無カタラーゼ症の方、歯の形成不全症の方、重篤なテトラサイクリン変色歯などの症例には禁忌です。

●放射線治療　≫東京工業大学の研究

放射線治療は手術や薬物療法と並んでがんの三大治療法の一つです。

がん放射線治療の方法としては、がん細胞にホウ素を取り込ませ、中性子を当てて破壊する「ホウ素中性子補捉療法（BNCT）」で、ホウ素製剤に液体のりの成分を加えると、治療効果が大幅に向上しました。興味深い研究ですね!!

●訪問診療　≫在宅医療(PA)のあり方が注目される

　今は、炎症反応を診る CRP 検査、携帯型エックス線装置、血糖値検査、ポケット型超音波装置などを用いて多くの検査が在宅で可能となりました。これらの検査結果から、インターネットを用いて診断などができます。また、全身状態の評価に血圧測定に加え、パルスオキシメーターを使用します。脈拍数は毎分60 ～ 90、酸素飽和度は酸化ヘモグロビン値97 ～ 99% です。

　また歯科では、ポータブルの診療機器が開発され、むし歯や入れ歯の治療が在宅で可能となりました。

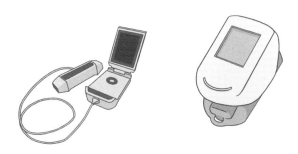

●訪問診療における高齢者の基礎疾患<ruby>疾患<rt>しっかん</rt></ruby>について

・筋組織：筋肉が細くなり、筋肉の量が減少することによって、生
　　　　　体機能が低下し、エネルギー消費量が減少します。
・骨：カルシウムの減少によって、骨粗しょう症の状態になります。
・関節：軟骨<ruby>硬化<rt>こうか</rt></ruby>の硬化で可動域が減少する。
・<ruby>肺気腫<rt>はいきしゅ</rt></ruby>：肺胞は、ブドウの房のように気管の先に付いており、そ

なにぬねのはひふへほ

155

の周囲に多くの血管が絡んだ状態にあります。肺に入った酸素は血管内にしみ込み、ヘモグロビンと結合して、全身に運搬されます。若年者の肺胞は張りのある球形ですが、老化に伴い張りが失われ、肺の機能が低下します。このような状態（ガス交換ができない状態）が極端に起きた時に肺気腫が発症します。これは、呼吸器の筋の老化が原因です。

・心臓：心臓を覆う心筋と心筋の間にアミロイドなどの異物が沈着し、線維化が進み、心臓壁が厚くなり、心臓肥大が生じます。このことから、心臓弁膜症が起こります。

・血管：加齢に伴い、弾性を失い硬くなります。血管の中膜の弾性を保っているエラスチンの減少や石灰化が起こるため、弾性を失った血管内にさまざまな物質が沈着し、動脈硬化が生じます。心筋に酸素を供給している冠動脈が硬化すると、虚血性心疾患が起こります。

・脳梗塞：心房細動や心臓弁膜症によって形成された血栓が、脳の動脈に移動することによって起こります。

・くも膜下出血：異常に上昇した血圧によって脳の血管の破綻が生じます。

・その他：糖尿病、肝硬変、認知症、難聴、白内障・緑内障、味覚障害など。

これらの疾患を確認することが訪問診療に重要です。

●ホームドクターとは

　日本では、かかりつけ医として取り扱われています。ヨーロッパのホームドクターは、患者ファーストの考えから、地域の医師・歯科医師のキャリアなどを公開し、住民が自分のホームドクターを選び、役所に申請します。この制度は安全・安心ですね。一方、日本は、医師ファーストですね。

●歩行速度と寿命について

　イギリスの47万4,919人の調査で解析した研究から、歩行速度が速いと自己申告した人の推定寿命は、男性で85〜86歳、女性で86〜87歳でした。一方、歩行速度が遅いと自己申告した人の推定寿命は、男性で67歳、女性で72歳でした。

　速く歩くことができる人は、心疾患や糖尿病などの重大な病気もなく、健康な状態にあると判断され、歩く速度は健康状態のバロメーターになり得ると考えられています。歩く速度の目安として、歩行者用信号機のある横断歩道を青信号の間に、安全に渡りきれる速度が基準です。速く歩く目安として、1回10分間の歩行を、2〜3回に分けて行うことが効果的です。散歩は夕方がよいです。

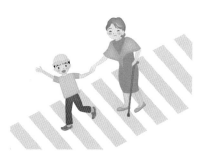

なにぬねのはひふへほ

157

ま

●マウスガード(マウスピース)と歯

　古くから、コンタクトスポー
ツ（ボクシング、ラグビー、アメ
リカンフットボールなど）のアス
リートに対して、歯の外傷による
破折_{はせつ}などを防ぐために、マウス

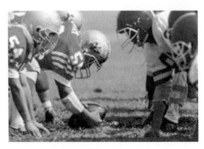

ガードの装着が勧められていることはよく知られています。

　一方、競輪選手においてもマウスガードを装着する傾向がありま
す。お口の中に装着したマウスガードが運動機能に好影響を与える
可能性があります。

　中でも、野球のピッチャー、ゴルファーなどの「静」から「動」
の動きに対するマウスガードの役割は大きく、フォームおよびスウィ
ングの安定性に影響を与える可能性が高いと言われています。

●マウスガードについて
・もう一度説明します

・マウスガードとは
　マウスガードはお口の中の歯やあごなどを破折や脱臼から守る保
護装置です。

　マウスガードは激しい外力からあごやお口の周りへの衝撃を緩和
し、歯の破折やあごの骨の骨折、舌、口唇、歯ぐきなどの口腔内軟

組織を外傷から守るものです。

・マウスガードの効果

① 歯の破折、脱臼の予防

② 顎関節の保護

③ 脳しんとうの予防

④ 口唇およびお口の中の裂傷予防

⑤ あごの骨の骨折防止

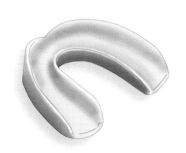

・マウスガードを装着するスポーツ

ボクシング、キックボクシング、アメリカンフットボール、ラグビー、アイスホッケー、インラインホッケー、空手、ラクロス（女子）、テコンドー　など

・カスタムメイドタイプ（歯科医師がつくる）

歯科医師がつくるカスタムメイドタイプは、選手個々のお口の中の状態に合ったものがつくれるため、違和感の少ない適合性のよいものができます。

・カスタムメイドタイプのマウスガードの利点

① 違和感が少ない

② 適合性がよい

③ 落ちにくい

④ 息苦しさがない

⑤ 発音障害が少ない

●マイナンバー制度　≫現在、15～20％が所有

　政府は、2023年に全国民にマイナンバーカードの保有を目指し、健康保険証として、一気に普及を図る考えです。このことで、マイナンバー制度はプライバシー侵害であるとの理由で、東京地裁で審議されています。一方、欧米では、IDナンバーを持つことによって個人の社会保障が担保されているのが現状です。

　2020年、新型コロナウイルス感染症で、経済の影響を考え、国は国民に一律十万円を給付することになり、マイナンバー制度の有用性が注目されています。

●麻酔と歯科

　麻酔には、局所麻酔と全身麻酔の二つがあります。全身麻酔は、鎮痛、鎮静、筋弛緩、有害反射の四つの要素を除去するために行います。歯科では、鎮痛を目的とするため局所麻酔を用います。

◆歯科に用いる麻酔薬について

　現在、歯科の麻酔は局所的であり、リドカインが使用されています。

　1943年にリドカインが登場し、急速な進歩を遂げました。歯の治療では痛みを伴うことが多いため、他の診療科に比べ、局所麻酔法の頻度は高いです。

　麻酔薬にはごく少量の血管収縮薬が含まれており、その目的は、
　1）局所の出血を抑える

２）持続時間の延長

３）薬物中毒を少なくする

などです。

み

●ミュータンス菌はむし歯のみならず、脳出血に関与します!!

血液中の血小板は傷口などに集まって出血を止める働きがあります。ミュータンス菌は、血管壁のタンパク質のコラーゲンと結合し、血小板の止血作用を妨げる特性を有することが明らかにされています。また、ミュータンス菌が口の中の傷口の血管から血流を介して脳の血管に到達すると、コラーゲンと結合して、炎症を引き起こし、止血作用を妨げ、血管がもろくなります。このことから、脳出血が生じます。

●ミュータンス菌とは

本菌は、通性嫌気性菌（けんき）のストレプトコッカス属のミュータンス菌の一種（むし歯菌と言われている）で、球型の長い連鎖を呈しています。ストレプトコッカス属はレンサ球菌と言われ、口の中で優位に生息しており、その比率は約47％位でストレプトコッカス・ミュータンス以外にも多くの菌種が生息しています。

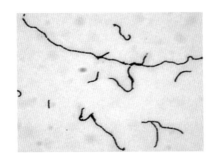

ストレプトコッカス・ミュータンス（*streptococcus mutans*）のグラム染色像

●味覚について

　香りで味が変わることがあります。臭覚は唯一直接、脳に情報を伝えるためです。脳の唯一のエネルギー源はご飯などに含まれるブドウ糖です。

　味覚については、舌の項（P107）を参照してください。

む

●むし歯　≫ちなみに、昭和3年から6月4日はむし歯予防の日です

　プラーク（歯垢）が歯の表面に付着し、プラーク構成菌のミュータンス菌がバイオフィルムを形成することによって歯の表面が産生される酸で溶かされ、歯の実質的な欠損を引き起こし、むし歯が生じます。これには、1）歯の構造、2）食べ物、3）口の中の細菌

の三者が混ざり合ってむし歯が生じます。しかし、それぞれ単独ではむし歯は起こりません。

　1）　歯の表面は、極めて硬いエナメル質に覆われており、複雑な形態を有します。これを削るにはダイヤモンドを付与した器具を用いて高速回転で切削します。

　2）　食べ物については、特に糖が重要な役割を果たします。むし歯に関与する菌は、食物に含まれる糖を利用して、酸（乳酸など）を産生し、歯の表面を脱灰します。糖の中でも特にスクロースが強く関与します。

　3）　口の中の細菌の中でもミュータンス菌（*mutans streptococci*）が主役で、食物中の糖を利用して粘液性の不溶性多糖（グルカン）を産生し、デンタルプラークことバイオフィルムを形成します。

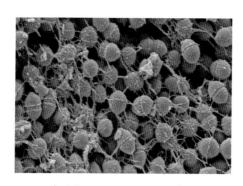

streptococcus mutans のバイオフィルムの SEM 像
デンタルプラーク（歯垢）は、数多くの口腔細菌の集合体です。バイオフィルムはデンタルプラーク中の特定細菌で構成されます。SEM 像で観察されるように菌相互間に菌体外繊維状構造物で連結しているバイオフィルム像が観察され、安定した層状の菌体構造物を呈しています。よって、薬物などが浸透しにくい状態にあることから、特定細菌で構成されるバイオフィルムの存在が強固で、そこから産生される酸によって、むし歯が発症します。

なお、むし歯を治療せず放置すると、感染が進行し、歯内で特定細菌がバイオフィルムを形成し、顎骨内（あごの骨）に炎症が及び、膿瘍を形成します。また、ミュータンス菌が脳出血に関与します。前述のように、ミュータンス菌が口の中の傷口などから血液を介して、脳の血管に到着します。そこで、血管のコラーゲンと結合し、血小板の止血作用を妨げるとともに血管がもろくなり脳出血が生じます。

●むし歯になりにくい糖について

　むし歯は、むし歯菌が食物中の炭水化物を分解・発酵させ、乳酸と言う酸を産生し、歯の表面を溶かします。よって、炭水化物、こと砂糖（スクロース）がむし歯の発症に重要な役割を果たしています。

　私たちは毎日さまざまな形でスクロースを摂取しています。

　日常生活で甘味を摂らずに生きていくのは無理なので、少しでもスクロースを減らす方法として代用糖の利用があります。

　それらにはソルビトール、キシリトール、サッカリンと言う代用糖があります。

　ソルビトールは吸湿性が強く、歯ミガキ剤に10%前後含まれています。また、糖尿病患者用の甘味料として使用され、チューインガム、キャンディーなどにも使用されています。

　キシリトールは多くの野菜や果物に含まれています。スクロースと同程度の甘味をもち、スクロースに比べ、プラークを形成する能力がきわめて少ないことから、むし歯の予防に役立つと言われています。

　サッカリンはスクロースの500倍の強い甘味をもちます。ダイエッ

ト用の非カロリー性甘味料として清涼飲料水やアイスクリームなどに利用されています。

●むし歯になりにくい食べ物、チーズがいいです

むし歯になりやすい食べ物といえば、甘いもの、砂糖が多く含まれているコーラなどの飲み物があげられます。

むし歯の原因菌であるミュータンス菌が砂糖を分解し、酸をつくることから、むし歯がつくられます。

一方、むし歯になりにくい食べ物として、ハードタイプのチーズがあげられます。このチーズの中には、歯の成分であるリン酸、カルシウムが多く含ま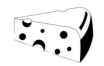れています。リン酸は歯の表面が溶けることを防ぎます。カルシウムは再石灰化（硬い歯にもどること）を助けます。キシリトールや食物繊維もむし歯予防に役立ちますが、チーズほどではないようです。

◆初期のむし歯は、削らなくてよいです

むし歯はまず、歯の表面に付着しているプラーク下のエナメル質に起こります。

プラーク内（ミュータンス菌など）で産生される酸がエナメル質を溶かし（脱灰）、カルシウム、リンがプラーク内あるいはお口の中に溶出します。

プラーク内の酸の産生が低下あるいはプラークが除去されると、だ液中のカルシウム、リンが脱灰されたエナメル質に取り込まれ、

再石灰化（修復）を起こします。

　この時にフッ素が多く存在すると、再度、石灰化（修復）が進みます。

　このことから、むし歯になりやすい小児期においては、フッ素の塗布および洗口が有効です。

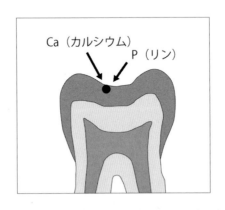

●免疫について

　ウイルス感染には免疫が強く関与しています。

　免疫は自然免疫（一次予防で警察のようなもの）と獲得免疫（二次予防で軍隊のようなもの）の2つに分けられます。

　ウイルスが体内に侵入すると、白血球由来の食細胞（マクロファージ）が産生され、ウイルスを攻撃します。これを自然免疫と言います。

　獲得免疫では、ヘルパーT細胞が司令塔となり、B細胞に働きかけて、病原体に対抗する抗体が作られます。また、感染した細胞を攻撃するキラーT細胞も作り出します。獲得免疫は一度会った敵を

覚えているので、二回目の感染では素早く反応します。しかし、抗体には善玉と悪玉があり、抗体は量より質が大事です。

　サイトカインストームとは、食細胞が敵（病原体）に会うと、サイトカインと言う物質を産生し、自然免疫を活性化します。一部の重症患者に関しては免疫が過剰に働いて、自身の正常な臓器を攻撃し、サイトカインストームを引き起こします。なぜ、一部の人だけにこの反応が起こるかは分かっていません。

●目の病気

◆緑内障について

　緑内障は眼圧の上昇によって、目の奥の視神経がダメージを受け、視野に異常が起こる病気で、中高年の病気です。患者数は約300万人と言われ、失明の多くの原因を占めます。急性の緑内障は短時間で失明の恐れがあります。

◆白内障について

　人の目でカメラのレンズに相当するのが水晶体であり、タンパク質と水分から構成されています。正常な水晶体は透明ですが、加齢に伴い水晶体のタンパク質が変性し、濁ってくることがあります。これが白内障です。症状としては、視力の低下を生じ、かすんで見えたり、まぶしくて見えにくくなったりします。

◆糖尿病網膜症

糖尿病患者に起こる眼の合併症であり、自覚症状もなく進行することが多いため、重症になって気づきます。特に、糖尿病網膜症は、進行すると眼底出血を起こし、失明することがあります。

も

●もう一度説明しますシリーズ

◆お口の細菌について

口の中に生息する細菌こと、口腔（こうくう）常在菌は口腔および全身の健康維持に重要な役割を果たしています。また、ライフステージ間（幼児、成人および高齢者）で口腔常在菌の構成に差が認められ、その構成メンバーの変化に歯の存在が重要な役割を果たしています。歯がそう失すると、口腔細菌のメンバーが変化するとともに、善玉菌に比べ悪玉菌が優位となり、特定の細菌がバイオフィルムを形成することによってさまざまな口腔疾患（むし歯、歯周病など）を引き起こします。さらに、口の中でバイオフィルムが形成されると、薬物が浸透しにくい状態に陥り、薬効を望むことが困難となり、病原性を発揮する口腔内細菌が定着・増殖することによって、種々の全身的疾患（しっかん）を引き起こします。

◆むし歯の予防

1）歯質の強化…フッ素が重要な役割を果たします。

丈夫な歯をつくるためには、歯が崩出した際にフッ素化合物として、フッ素を歯の表面に塗布する方法、洗口法および歯ミガキ剤に配合する方法があります。これらの方法を用いることによって、フッ素が歯の表面に取り込まれ、その結果、歯質が強化され、抗う蝕性が期待されます。

歯は骨と同じく、結合組織の特殊化したもので、化学組織から見ると、ともにリン酸カルシウムを主体とする多量の無機成分がコラーゲン繊維に沈着した石灰化組織です。表層のエナメル質は無機質成分がほとんどで、生体の中で最も硬い組織です。

2）糖の制限…キシリトールが注目されています。

糖を摂る量とむし歯の発症との間には密接な関係があります。すなわち、デザートなどの甘い物を食べた際に摂取した糖を利用してプラーク中の細菌が酸（乳酸など）を産生し、歯の表面を溶かし、むし歯が生じます。したがって、砂糖の摂取方法がむし歯予防に関与します。

キシリトールとは、糖アルコールの一種で、シラカバなどの樹木から製造されたものです。その効果は、口の中の細菌が産生する酸を抑制し、歯質の強化を補助します。

3）プラークコントロール…適度な歯ミガキが重要。

歯の表面およびその周囲に付着するプラークを取り除くには歯

ミガキが有用です。

　むし歯は、a. 歯のみぞ、b. 歯と歯の間、c. 歯と歯ぐきとの間によく生じます。つまり、これらのa〜cの場所はプラークの付着・増殖が起こりやすい所でもあります。また、プラークは粘液性であることから、洗口だけでは取り除くことが困難であるため歯ミガキが重要です。

　歯ミガキ剤には、むし歯を予防するためフッ素が配合されていて、フッ素濃度が300ppm以上が効果的です。日本では、1,500ppm以下の濃度と定められています。

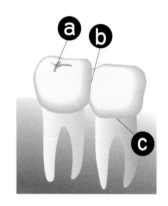

◆歯周病の治療とは

　歯周病…歯を失う病気であり、全身にも影響を及ぼします。歯周病は「沈黙の病気」と言われ、成人の8割が歯周病を発症していることが明らかにされています。

　歯周病は、歯根の周りの病気で、その周囲に付着したプラーク中の特定の細菌がバイオフィルムを形成し、歯肉に炎症が起こり、歯周ポケットが形成され、歯周治療を行わずにそれを放置すると歯を支える骨がなくなり、歯が動き、かむことが不十分となり、最終的には歯がそう失します。また、歯周病の原因菌は、むし歯菌と異なり、偏性嫌気性菌（けんき）であり、それらの細菌の産生物が動脈硬化、心筋梗塞（しんきんこうそく）を誘発する可能性を有します。偏性嫌気性菌は、口の中の常在菌の約50％の割合で生息します。

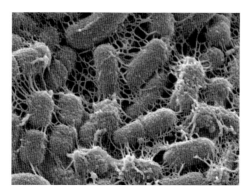

プレボテーラ・インターメディア（*Prevotera intermedia*）の
バイオフィルムの SEM 像

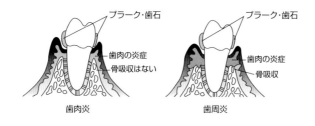

まみむめも
やゆよ

☆歯周ポケットが歯周病の発症の主役

　歯周ポケットとは、歯と歯ぐきとの間に生じるポケット様のみ
ぞのことです。

　なお、歯の周りが健康な時には歯周ポケッ
トは存在しません。すなわち、歯周ポケット
をなくすことによって、歯周病を予防するこ
とができます。歯周ポケットは洋服の胸のポ
ケットのようなもので、浅いポケットの中の
物は取りやすいが、深いポケットの物は取り
にくく、深い歯周ポケットの中の歯垢・歯石

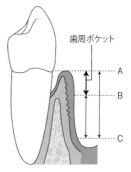

171

は歯ブラシで取り除くことは困難で、専門的な器具を用いる必要があります。また、薬物療法として、歯周ポケット内にテトラサイクリン塩酸塩を直接投与およびジスロマックという抗生物質の服用が有効とされています。

　☆歯周病患者の多くは、何らかの口臭を有し、口臭は歯周病発症のシグナルと言われています。口臭は、歯垢中に生息する嫌気性菌が増殖し、タンパク質を分解して、硫化水素、メチルカプタンなどの揮発性物質を産生し、生ゴミ臭などの腐敗臭を呈します。

　☆糖尿病による高血糖が持続すると、網膜症、腎症、神経障害などの合併症が起こり、それに加えて歯周症も合併します。歯周病の治療を行うことにより、血糖コントロール（HbAlc）が改善されることが報告されています。

◆誤嚥性肺炎

　誤嚥性肺炎…肺炎は要介護者の死因の第1位です。

　誤嚥とは、口の中の食べ物などを飲み込む時に本来気道に入るべきでないものが、入り込むことです。

　誤嚥性肺炎は高齢者に多く発症し、近年、要介護者においては死因の第1位を占め注目されています。要介護者の人たちは、摂食・嚥下などの口腔機能の低下が認められます。口の中には肺炎の感染源となる口腔常在菌が生息していることから、歯の表面などに付着している細菌のかたまりのこと、デンタルプラーク（バイオフィルム）中の特定の細菌が食物と同時に誤嚥すると肺炎を発症

し、全身に影響を及ぼします。デンタルプラークのコントロールを行うことが肺炎の予防に重要です。また、入院時においては肺炎などの合併症をまねくことがあり、放射線治療や化学療法によって、口の中ではだ液の分泌の低下が生じ、口腔乾燥や口内炎などが発症し、口の中の悪玉菌が増殖することによって肺炎をはじめとする心疾患や脳梗塞（のうこうそく）などの重篤な疾患を引き起こす可能性を有します。

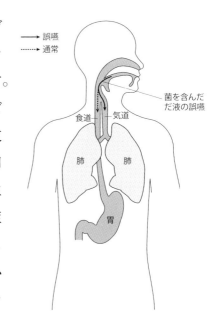

悪玉菌の一種であるカンジダ菌（好気性菌）については、口の中の細菌構成メンバーとしては少数派ではありますが、入れ歯の内面に優位に付着すると口内炎を引き起こします。その際には、口腔内の環境は悪い状態にあり、入れ歯の内面に形成されたバイオフィルムを誤嚥すると、肺炎を発症します。

よって、全身への影響を考えると入れ歯を清潔にすることが重要です。

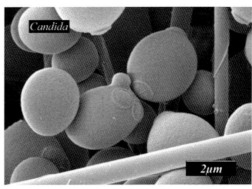

◆口腔乾燥（ドライマウス）とは

　高齢者の多くに、日常生活において口の渇きを感じるとの症状が認められます。症状としては、舌にヒリヒリ感を覚えます。また、食べづらさを感じ食生活が困難となり、入れ歯の安定が悪くなります。ドライマウスになると、真菌（カンジダ菌）などの悪玉菌が口の中で増殖し、口腔環境の悪化により全身に影響を及ぼします。

　治療法としては、人工だ液、だ腺ホルモンの使用および、日常において水分を適度に取り、頻繁にうがいをすることが有効です。また、だ液腺マッサージも有効です。

◆だ液とは

　99％以上が水分であり、1日に0.5 〜 1.5L が分泌されます（耳下腺、顎下腺、舌下腺などから）。サラサラだ液は消化作用および抗菌作用を有します。しかしながら、老化に伴い、耳下腺などの腺細胞が変化し、粘液性のだ液が増加することから、だ液の有効な作用が消失する傾向にあります。だ液の性状は健康状態を知る指標となり得ます。

◆骨粗しょう症

　多くの高齢者が骨粗しょう症治療薬を服用しています。それらの患者に対して、歯科医院で外科的処置（抜歯など）を行った際に、術後、顎骨壊死、顎骨骨炎を発症することがあります。この事実は、口腔細菌による感染症であることが明らかになりました。

◆入れ歯の除菌法

　入れ歯は高分子材料（プラスチック類）で作製されており、表面は滑沢（かったく）な状態ですが、口の中に装着するとだ液中の口腔（こうくう）細菌の付着を認めます。入れ歯の清掃が不十分だと、その内面にカンジダ菌が付着・増殖する傾向にあります。カンジダ菌はカビ菌とも言われ、入れ歯の内面に一度付着・定着すると取り除くことが困難です。カンジダ菌を取り除く有効な方法としては、食後必ず50℃の温水の中に5分以上入れ、その後ブラッシングおよび洗浄することが重要です。

まみむめ　も　やゆよ

や、ゆ、よ

●薬局　≫医薬分業体制について

　医薬分業は、薬の乱用の予防と、投薬のダブルチェックを目的としています。

◆薬のネット販売

　薬は体に対する危険度から第1〜3類の3つに分けられています。

　ビタミン剤や消毒薬などの危険度の低い第3類以外は薬局でしか売ってはいけない決まりでした。しかし、2013年、最高裁判所でこの決まりは無効となりました。

　つまり、発毛剤、痛み止めなどの第1類の約100品目、第2類のかぜ薬、胃腸薬などの約8,300品目、第3類の消毒薬、かゆみ止め薬などの約3,000品目のネット販売が可能となります。

　一方、医師から出される処方薬は、ネット販売はできません。薬局で購入する必要があります。

　いずれにせよ、薬を手軽に買える分だけ、慎重に薬を選ばないといけない時代となります。

◆薬の情報をインターネットでチェック!!

　薬の詳しい情報をインターネットで入手することができます。すなわち、薬の成分、薬の効果・副作用などを知ることができます。

　このデータベースはKEGG（ケッグ）と言われ、京都大学化学研究所で構築されたものです。

インターネットの「KEGG お薬手帳」で、無料で検索できます。

◆痛み・鎮痛薬について　・もう一度説明します

鎮痛薬がすべての痛みに効くものではありません。

主な鎮痛薬として、消炎鎮痛薬と麻薬系の鎮痛薬があります。これらの鎮痛薬は、けがや手術などの術後の数十分から数時間後の痛みによく効きはじめます。また、片頭痛や神経痛などに使用される薬も数十分後に効きます。抗てんかん薬の場合はほとんどが、数日から数週間後に効果が認められます。

いずれにせよ、鎮痛薬は他の薬剤と異なり、効果は本人しかわからないものです。

◆抗生物質（抗菌薬）について

歯の病気が重症におちいった時に、抗生物質を使用します。

抗生物質とは、微生物（細菌、ウイルス、カビなど）が産生し、他の微生物の増殖を阻害する物質のことです。抗生物質はその構造から７つぐらいに分類され、抗菌作用から、核酸合成阻害、細動壁合成阻害、タンパク質合成阻害に分けられます。

抗生物質は病原性をもつ細菌を死滅させることを目的として使用しますが、腸やお口などの体内に生息する善玉菌も死滅させることがあります。また、抗生物質が効かない耐性菌（MRSA、黄色ブドウ球菌）も存在します。

歯および他の体の病気を治すために抗生物質を服用する時は、抗生物質の選択が重要です。必ず、歯科医師の指示に従ってください。

◆難しい歯の症例に有効な薬はどのようなものですか？

　時として、通常の薬で症状の改善が認められることがあります。そこで、一般的によく使用されている薬（抗菌薬）が無効である場合に、ニューキノロン系の薬が使用されます。市販薬として、タリビット、クラビットなどがあります。

　しかしながら、この種の薬は使用する時に注意を払う必要があり、歯科でよく使用されている鎮痛薬（痛み止めの薬）のポンタール、ボルタレン、ロキソニンなどの併用には注意が必要です。

◆高血圧と「トクホ」

　高血圧は脳卒中、心不全、動脈りゅう、腎障害などをまねきます。危険な病気に結びつきます。

　日本での高血圧の人は3,500万人と言われています。とくに50歳以上では50％以上の方が高血圧と考えられています。

　原因として、血管壁にコレステロールなどがたまって硬くなる動脈硬化、ストレスや更年期などによる交感神経の緊張、末梢血管を収縮させるホルモンや酵素の増加などがあります。

　「セルフメディケーション」として、「血圧が高めの方に」と表示した「トクホ」（特定保健用食品）があります。

　それらの有効成分として、イワシのタンパク質「サーデンペプ

チド」や、かつお節からの「かつお節オリゴペプチド」、乳酸菌由来の「ラクトトリペプチド」、ゴマからの「ゴマペプチド」などがあります。

　ある程度継続して摂り入れ、自分に合ったものを見つけていくことを勧めます。

◆降圧薬について

　高血圧の治療に降圧薬を使用します。その種類は以下のとおり。

・カルシウム拮抗薬（きっこうやく）：血管に直接作用して血管を拡張させ、血圧を下げます。

・エーアールビー：血圧を上げる生体内物質ＡⅡの作用を阻害し、血圧を下げます。

・エース阻害薬：血液や組織液中に存在する血圧を上げる物質の生成を阻害するとともに、血圧を下げる物質の分解を抑えます。

・利尿薬：ナトリウムを排出して血圧の量を減らして血圧を下げます。

・ベータ遮断薬：交感神経を作動させるベータ受容体を遮断し、主に心臓の拍出量を変えて血圧を下げます。

・アルファ遮断薬：交感神経を作動させるアルファ受容体を遮断して血管を拡張させ、血圧を下げます。

まみむめも　や　ゆ　よ

●輸血について

　体のすみずみまで、酸素や栄養成分を運び、生命の維持に欠かせないのが血液です。献血は輸血が必要な人のために、自発的に無償で血液を提供する行為です。我が国では、16 〜 69 歳までの人が献血の対象であり、現在、協力者は5％程度と言われています。輸血が必要な疾病は、悪性のがんの割合が高く、他に血液と造血器、循環器系、消化器系の疾患です。通常は血液製剤が使用されます。献血された血液から赤血球や血小板、血漿の成分を分離して調整したものです。これらは長く保存できません。

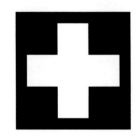

●有病者の歯の治療　≫心疾患の患者は増加傾向

　中高年の多くは、三大疾病の糖尿病、高血圧症、脂質異常症を有していることが多く、種々の薬を服用しています。

　特に、歯を抜く時に注意を払う必要があります。つまり、

・抗凝固薬ワルファリンなどを服用していると、止血注意!!

・骨粗しょう症の治療薬を服用していると、骨壊死に注意!!

・麻酔時に血圧の変動に注意!!

・血糖値が高いと、予後に注意!!

●予防と歯については ≫歯周病は国民病です

　年間の医療費は43兆円であり、今後も増加傾向にあります。予防と医療費との関係が注目されています。歯科では、学童期においてむし歯は減少傾向にあります。これはフッ素の使用によるものと考えられます。ところが、成人になると、歯周病の発生率は増加傾向にあり、歯周病は国民病と言われています。歯の周りのプラークこと、バイオフイルム構成菌が歯を支える骨を溶かすことによって歯周病が生じます。予防には、歯の周りの正確なブラッシングと定期的な口腔検診が不可欠です。ちなみに、ブラッシングでは80％のプラークしか除去できません。

●要介護者のお口・歯

　要介護者の口腔検査を行なった報告から、むし歯は3割、歯周病は7割認められ、入れ歯では8割に問題が生じていました。低栄養や認知症を考えると、歯の治療の充実を図る必要があり、訪問診療のあり方について各自治体の強い主導が望まれます。

ら、り、る

●ラミネートベニヤ法　≫審美的な歯の治療法です

　いわゆるこの治療法は、つけ爪のようなものです。歯の審美を目的としている人に行います。保険適用外です。方法は以下のように行います。

1. 歯の表面を少し削る。
2. 正確な型取りを行う。
3. 模型上で歯の色に合った白いシェル様の物を作製。
4. 得られたシェル様の物を接着剤を用いて歯の表面に接着を行う。硬い食べ物は注意!!

●リスクファクター(危険因子)とお口の健康

　生活習慣病のリスクファクターとして、喫煙・間食・肥満・高血圧などがあり、高血圧と肥満が短命の主因です。

・喫煙：タバコによる歯周病の影響は、吸う量や期間と関係し、タバコを吸う量の多い人は歯周病が悪化するリスクが3倍と言われています。

　また、喫煙は全身のがんだけでなく、お口のがんにも関係し、口腔咽頭がんのリスクが3倍と報告されています。

・肥満：肥満の指数としては、BMI（体重 kg・身長 cm）がよく使用され、BMI が 30 を超えると肥満と判断されます。重度の歯周病に対する肥満と体力との関係において、痩せて

いて体力のある人は、歯周病になりにくいことが明らかになりました。

・高血圧：日本で最も多い病気は高血圧性疾患（しっかん）です。血圧が高い状態が続くと脳卒中や心筋梗塞（しんきんこうそく）のリスクが高くなります。一方、進行性の歯周病の人は降圧剤が効きにくいと言われていますが、歯周治療を行うことにより、血圧が降下したとの報告があります。

◆お口のリフォーム

　現在、日本はむし歯の予防について先進国です。しかし、団塊世代の人たちにおいては、小学・中学生時代に国のむし歯予防に対する政策が不十分であったことから、その世代の人たちはむし歯の発生率が高い傾向にあり、痛みなどを自覚した時のみに歯科医院を訪れる人がほとんどでした。

　その際には、むし歯が進行しており、中には保存が困難なケースも認められ、歯を喪失することも少なくありませんでした。

　また、1960年代までは歯科医師が不足している状態であり、1歯単位の治療が主で、お口全体の総合的な治療はほとんど行われていないのが一般的でした。

　このことから、とくに団塊世代の人たちのお口の環境は、調和のとれたものとは言いがたいのです。将来の健康な生活を考えると、お口の健康はたいへん重要で、現在のお口の状態をチェックし、必要に応じたお口の治療を行うことをお勧めします。

●罹患者数・2017年

　厚生労働省の調査で、患者数の多い順で見れば、「高血圧症」⇒「歯周病」⇒「脊椎症」⇒「歯の欠損治療」⇒「急性上気道炎」⇒「糖尿病」⇒「関節症」⇒「腫瘍」⇒「腎不全」の順で患者数が多い傾向にあります。このことから、高血圧症、糖尿病と同じく歯周病も国民病と言われています。

●臨床工学技師とは

　1997 年に臨床工学技士が規定されました。医学と工学の両方を兼ねた専門医療職で、生命に直結する高度な装置を扱います。すなわち、医師の指示のもとで生命維持装置の操作・管理を行い、ほかにカテーテルや高圧酸素療法などの業務を行います。生命維持装置とは、人工呼吸器、人工心肺装置（エクモ）などさまざまです。現在、技士さんの数は 21,000 人あまりです。

●ルートサーフェイスカリエス
≫これは高齢者のむし歯です

　高齢者によく見られるむし歯で、歯根表面に生じます。

　歯周病が進行すると、歯を支える骨が吸収することによって歯根が露出します。歯根の表面は石灰度が低く、軟らかい状態にあり、むし歯の進行が速いです。よって、歯の根面にむし歯が生じやすく、よりブラッシングを行う必要があります。

◆加齢に伴う歯根面のむし歯　≫発症率は高いです

　近年、高齢者においては、歯の予防の普及に伴い、歯の残る比率が高くなりました（8020運動）。しかしながら、通常のむし歯と異なり、歯を支える骨（歯そう骨）が加齢に伴い吸収する傾向にあり、歯根の表面が露出し、その部分がもろい（石灰化が低い）ことから、むし歯（根面う蝕と言います）が生じやすい傾向にあります。

　このようなむし歯は、以前にかぶせ物をした治療歯および部分的な入れ歯を支える歯に生じやすくなります。このことから、歯根表面をクリーニングおよび修復することが必要であり、痛みの有無にかかわらず早期に処置することが、その予防につながります。

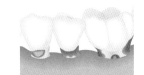

れ、ろ

●レントゲン（エックス線）写真について

◆なぜ、初診時にパノラマエックス線写真が必要なんですか？

　歯科医院では、症状などを認めて来院した際、必ず歯を対象とするエックス線写真（標準タイプ）か、お口全体を対象とするエックス線写真（パノラマエックス線写真）を撮影します。

　10〜20代の人たちは現在、数歯程度の処置が行われているケースがほとんどであり、パノラマエックス線写真を撮影する時は親

知らずの歯の状態の確認を目的とします。

　一方、中高年世代の人たちに関しては、来院時においてその大半がさまざまの歯科治療を受けた経験があり、歯周病を含めた診査・診断が必要になることから、お口の全体を把握できるパノラマエックス線写真が必要となります。

◆歯のエックス線写真について

　人は、宇宙からつねに放射線（宇宙線）が降り注いでいる中で生活を行っています。地球上では放射性同位元素と言う放射線を放出する物質（ウランなど）が多く存在しています。

　19世紀にエックス線が発見され、人工的に放射線を作り出せるようになると、放射線は各分野で広く応用され、中でも歯の治療を行う上で不可欠なものとなりました。歯やあごの骨の内部は肉眼で直接みることができないために利用しています。

　エックス線が歯の中を透過する時、放射線の強弱の差が生じ、これらの差を画像として記録したものが歯のエックス線写真です。

◆歯のエックス線写真の放射線線量はどれくらいですか？

　1人当たりの自然の放射線線量は年間で、2.4ミリシーベルト（mSv）と言われています。

　各種エックス線写真検査の1回の放射線の実行線量は、次のとおりです。

・胸部エックス線コンピュータ断層検査（CT）　6.9mSv

・胃のエックス線写真検査　0.6mSv

・胸のエックス線写真検　0.05mSv

・**歯のデンタルエックス線写真検査**　**0.04mSv 以下**

・**歯のパノラマエックス線写真検査**　**0.04mSv**

　このように、歯のエックス線写真検査は他の検査より、実行線量は少ない傾向にあります。

◆放射線と甲状腺がん

　甲状腺は、のどの前側にある小さな臓器です。

　ヨードを原料として甲状腺ホルモンを作っているので、ヨードが取り込まれやすいのです。

　甲状腺に集まった放射線は、遺伝子を傷つけることで、正常な細胞をがん細胞に変化させます。

　放射線の被ばく年齢が低いほど、甲状腺がんになりやすいのです。

●レーザー治療について　≫無痛治療が可能

　先にものべましたが、近年、エルビウムヤグレーザーといった歯科用レーザーを用いて、痛みが少なく、むし歯を削る方法が開発されました。

　この方法は、レーザーのエネルギーを歯の構造物であるカルシウムやリンをつないでいる水分成分に吸収させ、その結合を蒸発させ

てばらすことで、むし歯の部分を殺菌しなが
ら、ほぼ無痛で蒸散する（削る）ことができ
るものです。

　これから普及していく最新の方法です。

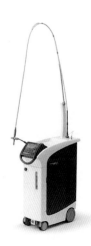

●（食品）ロス

　まだ食べられる食品が捨てられる「食品ロス」は、2016年の農
林水産省の推計で、年間643万トン発生しています。各家庭で発生
するものは45%で、291万トンと言われています。神戸市の調査で、
食品ロスが多いのは単身高齢者世帯でありました。これは、食品の
作り過ぎによるものと判断されています。

●（お口・歯の）老化

1）大人の歯は6才で萌出し、歯の表面は人組織の中で最も硬いエ
ナメル質で覆われています。しかしながら、その表面は多年にわた
るかみ合わせによってすり減った状態になります。時として、むし
歯が無いのに痛みを呈することがあります。

２）歯の中には、神経・血管に富んだ組織の歯ズイがあります。加齢に伴い歯ズイは萎縮していき、冷温水に対して鈍感になります。

３）加齢に伴い歯ぐきが下がります。これは、歯を支える骨が生理的に吸収が生じ、歯肉の退縮が起こります。

４）かむ力の加齢的変化は、かむ筋肉こと咀嚼（そしゃく）筋力の低下で起こります。かむことは、脳の活性化に関与します。また、かむ回数がだ液の分泌量を増やします。

ら

り

る

れ

ろ

わ

わ

●我が国の歯医者さん

　歯科医師は高齢化に伴い減少傾向にあります。現在、歯科医師の平均年齢は 60 歳ですが、40％が 60 ～ 70 代、30％が 50 代、歯科医師の数は約 65,000 人で、5 年間変動はありません。また、現在の歯科医師国家試験合格率は 60％ で、合格者は年間約 2,000 人です。一方、高齢化に伴い歯科の受診率は増加傾向にあります。

●ワクチンについて

　ワクチンには 3 種類があります。

　生ワクチンは、ウイルスや細菌などの病原性を弱めたものを体に投与して疑似的に感染した状態をつくり、免疫を獲得することで感染を予防します。インフルエンザの予防に使用されるのは、病原性をなくした不活化ワクチンです。また、新型コロナウイルス感染症の発症や重症化を防ぐために開発されたワクチンはメッセンジャー RNA ワクチンで、ウイルスの遺伝物質を活用したものです。

◆自然免疫　≫生まれつき持つ免疫のこと

　免疫には、「自然免疫」と「獲得免疫」の 2 つがあります。

　生活習慣の改善で自然免疫は活性化します。自然免疫が十分に働けば感染しても発症しないことがあります。

190

　一方、獲得免疫は体内に病原体が入ると、抗体が作られ、排除
を行います。体は一度排除方法を覚えると、同じ病原体が入ると
速やかに攻撃します。この仕組みを利用したのがワクチンです。

●WHO（世界保健機関）とは

　1948 年に発足した国際連合の専門機関です。194 カ国が加盟して
います。2018 ～ 1019 年の 2 年間の予算は約 6,000 億で、米国が最多
の 14.7% を負担しています。米マイクロソフトのビルゲイツ慈善団
体が 9.8%、日本が 2.7%、中国は 0.2% です。

ら

り

る

れ

ろ

わ

◎本書掲載の図版のうち一部は、下記書籍から転載させていただきました。

・田上順次，花田信弘，桃井保子 編. う蝕学—チェアサイドの予防と回復のプログラム—. 京都：永末書店，2008.
・田上順次，千田 彰，奈良陽一郎，桃井保子 監修. 第三版 保存修復学 21. 京都：永末書店，2008.
・田上順次，千田 彰，奈良陽一郎，桃井保子 監修. 第四版 保存修復学 21. 京都：永末書店，2011.
・渕端 孟，祖父江鑛雄，西村 康. 第 2 版 イラストでわかる歯科医学の基礎. 京都：永末書店，2010.
・須田英明，中村 洋 編. 第 3 版 エンドドンティクス. 京都：永末書店，2010.
・今里 聡，尾崎和美 編著. やさしい説明、上手な治療 [4] 根面う蝕. 京都：永末書店，2004.
・千葉県歯科医師会 生涯研修委員会 編. イラストと写真でわかるデンタルスタッフハンドブック. 京都：永末書店，2012.

この度は弊社の書籍をご購入いただき、誠にありがとうございました。
本書籍に掲載内容の更新や訂正があった際は、弊社ホームページ「追加情報」にてお知らせいたします。下記のURLまたはQRコードをご利用ください。
https://www.nagasueshoten.co.jp/extra.html

患者さんのための図書
お口・歯のあいうえお   ISBN 978-4-8160-1395-9

© 2021. 6.30　第 1 版　第 1 刷

編　著　者　　山本宏治
著　　　者　　中川豪晴　作 誠太郎　中塚稔之
　　　　　　　髙田良彦　山本範子
発　行　者　　永末英樹
印　　　刷　　株式会社 サンエムカラー
製　　　本　　新生製本 株式会社

発行所　株式会社　永末書店
〒602-8446　京都市上京区五辻通大宮西入五辻町 69-2
(本社) 電話 075-415-7280　FAX 075-415-7290　（東京店）電話 03-3812-7180　FAX 03-3812-7181
永末書店 ホームページ　https://www.nagasueshoten.co.jp